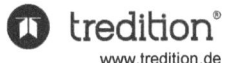
www.tredition.de

AF141981

PD Dr. med. Dr. med. dent. Astrid Kruse Gujer

Klebe und rolle den Kieferschmerz weg

Kinetische Tapes und Faszienmassage bei craniomandibulärer Dysfunktion

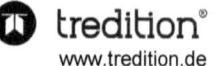

www.tredition.de

© 2019 PD Dr. med. Dr. med. dent. Astrid Kruse Gujer

Verlag und Druck: tredition GmbH, Halenreie 40-44, 22359 Hamburg

ISBN
Paperback: 978-3-7482-4639-8
Hardcover: 978-3-7482-4640-4
e-Book: 978-3-7482-4641-1

Inhaltsverzeichnis

Vorwort

Wenn die Muskulatur von Kiefer und Mundboden, Hals und Nacken mit dem Kiefergelenk, den Zähnen und den angrenzenden Strukturen, wie beispielsweise mit dem Ohr oder der Wirbelsäule, nicht mehr harmoniert, kann es zu ausstrahlenden Schmerzen kommen.

Im vorliegenden Buch werden die verschiedenen Methoden zur Selbstbehandlung (Massage, Taping, Anwendung von Faszienrollen) erläutert und anhand von Übungsanleitungen vertieft.

Viele unserer Patienten im Kiefergelenk-Zentrum leiden an craniomandibulärer Dysfunktion (CMD). Wir versuchen, wenn irgendwie möglich, Verbesserungen und Heilungserfolge mittels konservativer Behandlungsstrategien zu erzielen.

Dieses Buch soll die Hilfe zur Selbsthilfe unterstützen. Immer wieder haben uns Patienten danach gefragt, wie sie sich selbst wirksam therapieren können oder was sie tun können, um vom Therapieerfolg, namentlich nach einer chirurgischen Behandlung, nachhaltig zu profitieren. Zentral ist hier die Frage: Wie können einfache Übungen in den Alltag eingebaut werden?

Unser praktisches Anleitungsbuch soll der täglichen Förderung und dem Erhalt Ihrer Lebensqualität dienen.

Wir wünschen Ihnen viel Erfolg!

Ihr Kiefergelenk-Zentrum

Astrid Kruse Gujer

www.kiefergelenk-zentrum.ch

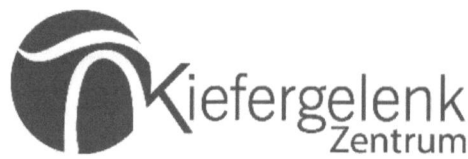

1. Aufbau des Kiefergelenks

1.1 Das Kiefergelenk

Das Kiefergelenk (articulatio temporomandibularis) besteht aus einem walzenförmigen Gelenkköpfchen und einer Gelenkpfanne. Es bildet die Verbindung zwischen dem Unterkiefer (Mandibular) und dem Schläfenbein (Os temporale). Zwischen dem Gelenkköpfchen und der Pfanne befindet sich die Gelenkscheibe *(discus articularis)*. Die Gelenkscheibe unterteilt den Gelenkraum in einen oberen Gelenkraum (zwischen Fossa und Diskus) und einen unteren Gelenkraum (zwischen Diskus und Gelenkköpfchen).

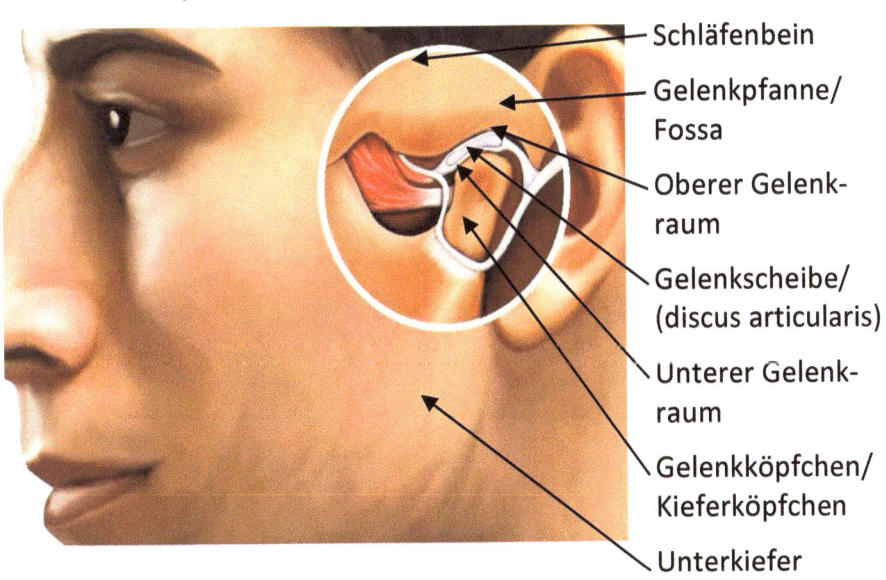

Schläfenbein

Gelenkpfanne/ Fossa

Oberer Gelenkraum

Gelenkscheibe/ (discus articularis)

Unterer Gelenkraum

Gelenkköpfchen/ Kieferköpfchen

Unterkiefer

1.2 Die Kaumuskulatur

Bewegungen des Kiefergelenks sind vor allem durch vier paarig angelegte Kaumuskeln möglich (Kaumuskel = *musculus masseter*).

Diese vier Kaumuskeln haben folgende Funktionen:

Musculus temporalis:	Kieferschluss, Zurückziehen des Unterkiefers
Musculus masseter:	Kieferschluss
Musculus pterygoideus medialis:	Kieferschluss, Vorschieben des Unterkiefers
Musculus pterygoideus lateralis:	einseitig: Verschieben des Unterkiefers zur Gegenseite beidseitig: Vorschieben des Unterkiefers, Mundöffner

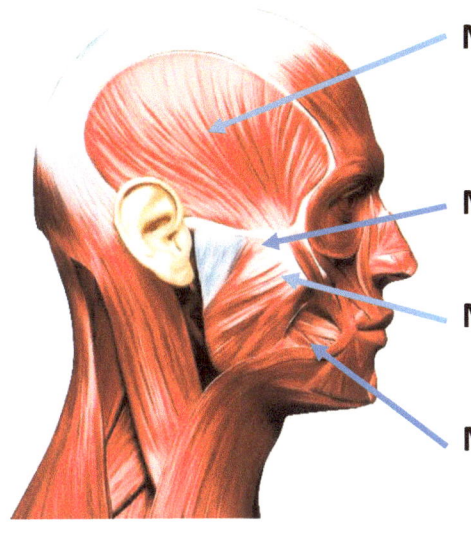

M.temporalis

M.pterygoideus lateralis

M.masseter

M.pterygoideus medialis

Zu berücksichtigen ist jedoch auch, dass noch mehrere andere Muskeln in Betracht zu ziehen sind, insbesondere hinsichtlich der physischen Komponente des Sprachgebrauchs, der Motorik im Allgemeinen und was die verschiedenen Arten der Kopfbewegung betrifft.

Im Rahmen eines funktionellen Zusammenspiels sind alle diese Muskeln beteiligt und haben eine wichtige Rolle. Bei der näheren Bestimmung der so genannten craniomandibulären Dysfunktion (s. Kapitel craniomandibuläre Dysfunktion, Seite 18), vor allem, wenn es um die Interpretation der Schmerzsymptomatik geht, muss dies berücksichtigt werden.

1.3   Die Mundöffnung

Beim Kiefergelenk spricht man von einem **Dreh- und Gleitgelenk**, da es in der ersten Phase der Mundöffnung (ca. 15° bzw. 20 - 25mm) zu einem reinen Drehen des Kieferköpfchens kommt. Der Diskus/die Gelenkscheibe gleitet i. d. R. auf dem Köpfchen mit (s. Abb.). Bei der anschliessenden weiteren Mundöffnung (2. Phase) kommt es dann zu einem Vorwärtsgleiten des Köpfchens. Diese beiden Phasen und deren funktionelles Zusammenspiel ist insbesondere bei der Beurteilung von Gelenkscheiben-Verschiebungen im Auge zu behalten (Näheres dazu im Kapitel Diskusluxation – S. 110).

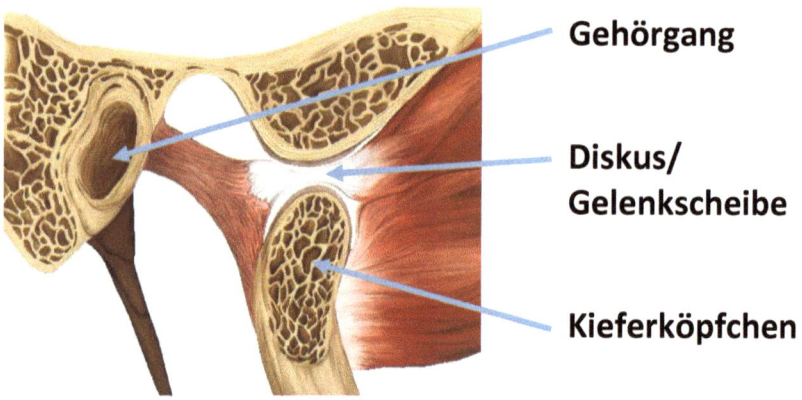

Gehörgang

Diskus/
Gelenkscheibe

Kieferköpfchen

Stellung des Kieferköpfchens bei geöffnetem Mund
(im gesunden Zustand)

Bei einer **Messung der Mundöffnung** wird der Abstand zwischen der Kau-/Inzisalkante der Unterkieferfrontzähne und der Kau-/Inzisalkante der Oberkieferfrontzähne gemessen.

Die **aktive Mundöffnung** wird durch den Patienten selber ausgeführt. Die aktive Mundöffnung liegt im Normalbereich, wenn sie 40mm oder etwas mehr beträgt.

Die **passive Mundöffnung** erfolgt durch eine zusätzliche Dehnung mittels Fremdeinwirkung. Dadurch ist eine erweiterte Mundöffnung um zusätzliche 2 bis 3mm möglich.

Die **Seitwärtsbewegung** liegt im Normalbereich, wenn eine Distanz zur mittleren Ruhelage von ca. 7 bis 11mm gemessen wird. Hinsichtlich der **Vorschubbewegung** des Unterkiefers geht man von einer Untergrenze von 7mm aus.

In der Regel sollte die Mundöffnung **geradlinig** verlaufen. Liegt demgegenüber eine **s-förmige** Mundöffnung vor, sprechen wir von einer **Deviation** (beim Öffnen des Mundes ist die Mittellinie anfangs gerade und zuletzt auch wieder gerade).

Geradlinig verläuft der Vorgang der Mundöffnung dann, wenn die Unterkieferzahnmitte und die Oberkieferzahnmitte immer genau übereinander liegen – also bei geschlossenem Mund wie dann auch beim voll geöffneten Mund (vgl. dazu auch Seite 44).

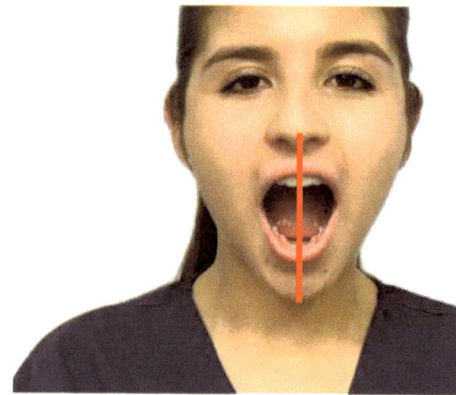

Gerade
Mundöffnung

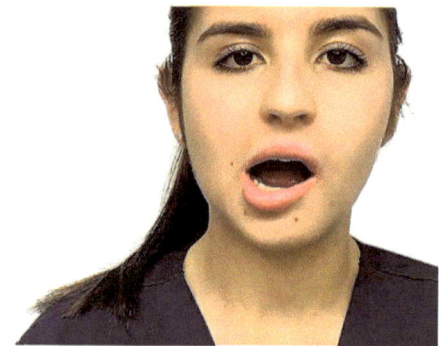

Der Unterkiefer
weicht nach links
aus (Deflektion)

Bei einer **asymmetrischen** Mundöffnung sprechen wir von einer sog. **Deflektion**.

Für eine **eingeschränkte Mundöffnung** gibt es unterschiedliche **Gründe**:

1. Mechanische Störungen

Bei mechanischen Störungen liegen eine **Gelenkscheibenverschiebung** (Diskusluxation) und/oder eine **Ankylose** (Verwachsungen des Kiefergelenks) vor.

2. Degenerative Prozesse

Von degenerativen Prozessen ist die Rede bei einer **Arthrose**. Es handelt sich hierbei um eine Verschleisserkrankung.

3. Überbelastung anatomischer Strukturen

Eine Überbelastung anatomischer Strukturen kann beispielsweise als Folge einer lang andauernden Zahnbehandlung auftreten.
Häufig wird in diesem Zusammenhang auch ein Knirschen wahrgenommen.

4. Verletzung anatomischer Strukturen

Die Verletzung anatomischer Strukturen ist in der Regel die Folge einer Stauchung (Kontusion) des Kiefergelenks. Eine solche Stauchung zeigt sich insbesondere bei einem Unterkieferbruch (Mandibulafraktur).

2. Craniomandibuläre Dysfunktion (CMD)

2.1 Definition

Unter Craniomandibulärer Dysfunktion (auch als **CMD** bezeichnet) versteht man einen Sammelbegriff, der unterschiedliche Krankheits- und/oder Beschwerdebilder des Kiefergelenks umfasst. Ausgangspunkt für diese Beschwerden kann die Kaumuskulatur, der Bandapparat, die Gelenkkapsel, der Diskus (die Gelenkscheibe), das Kieferköpfchen oder die Kiefergelenkspfanne sein.

Im Normalzustand harmonisieren die Muskulatur des Kiefers, des Mundbodens, des Halses und des Nackenbereichs funktionell mit dem Kiefergelenk und den Zähnen.

Der Sammelbegriff **CMD** ist auch unter dem Namen Myoarthropathie (auch **MAP** genannt) bekannt. Weitere Bezeichnungen hierfür sind orofasziale Funktionsstörung, myofasziales Schmerzsyndrom oder mandibuläres Dysfunktionssyndrom.

2.2   Symptome

Symptome der CMD können sein:

- ❖ Kiefer- und Zahnschmerzen
- ❖ Eingeschränkte Mundöffnung
- ❖ Kiefergelenksknacken oder –reiben
- ❖ Kauschwierigkeiten
- ❖ Kopfschmerzen
- ❖ Tinnitus/Ohrgeräusche
- ❖ Schlafstörungen
- ❖ Depressive Verstimmungen
- ❖ Schluckbeschwerden
- ❖ Schwindel
- ❖ Rückenschmerzen
- ❖ Nacken-/Schulterverspannungen

Für die Entstehung der CMD werden verschiedene Ursachen diskutiert. Eine der Hauptursachen stellt die chronische Überbelastung dar.

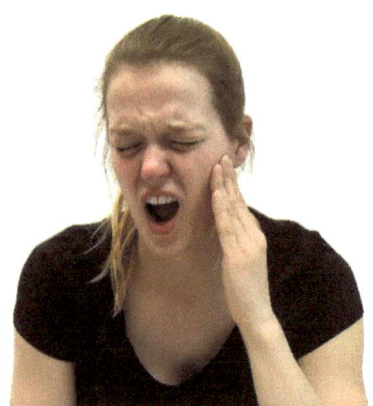

Diese ist bestimmt durch folgende Erscheinungsbilder:

> Knirschen mit den Zähnen, auch «Bruxismus» genannt
> Psychischer Stress mit Anspannung
> Veränderungen im Biss durch zum Beispiel zu hohen oder zu niedrigen Zahnersatz (Kronen, Füllungen, Brücken etc.)
> Schlechte Sitzhaltung
> Fehlhaltung des Kopfes (z. B. beim Schlafen auf dem Bauch)

- Fehlbildungen während des Wachstums
- Grössere Operationen im Kopf-/Hals-bereich
- Übermässiges Kaugummi- oder Finger-nägelkauen
- Nach Unfällen mit Auswirkungen im Na-cken-/Rückenbereich (z. B. durch ein Schleudertrauma)

Verschiedene Veränderungen, wie z. B. Zahnfüllungs-veränderungen im Mikrometerbereich, können ihrer-seits zu Veränderungen des Zusammenspiels zwischen dem Kiefergelenk und der Muskulatur führen. Daraus resultiert eine Fehlbelastung, die dann häufig kompen-siert wird, was wiederum zu einer Fehlbelastung der Kaumuskulatur führt.

Ferner führen bestimmte Stressfaktoren zu einer Mehr-belastung der Kaumuskulatur. Der Körper bewerkstelligt den Stressabbau eventuell teilweise durch Zähne-knirschen/Bruxismus.

Diese Form der Kompensation führt ebenfalls zu einer Mehrbelastung, die chronisch werden kann. Als Folge dieser Mehrbelastung kommt es häufig zu ausstrahlen-den Schmerzen im Wangen- oder Schläfenbereich. Dies wiederum führt zu erneutem Stress für den Körper.

Es können auch Becken- oder Schulterschiefstand zu einer weitergeleiteten Dysbalance im Kieferbereich führen.

Um hier eine möglichst präzise Diagnose stellen zu können, ist eine speziell auf das Kiefergelenk und die Muskulatur abgestimmte Anamnese besonders wichtig. Es bedarf ferner einer eingehenden Untersuchung des Kiefergelenks, der Zähne, der Bisslage, der Kaumuskulatur und der Haltemuskulatur.

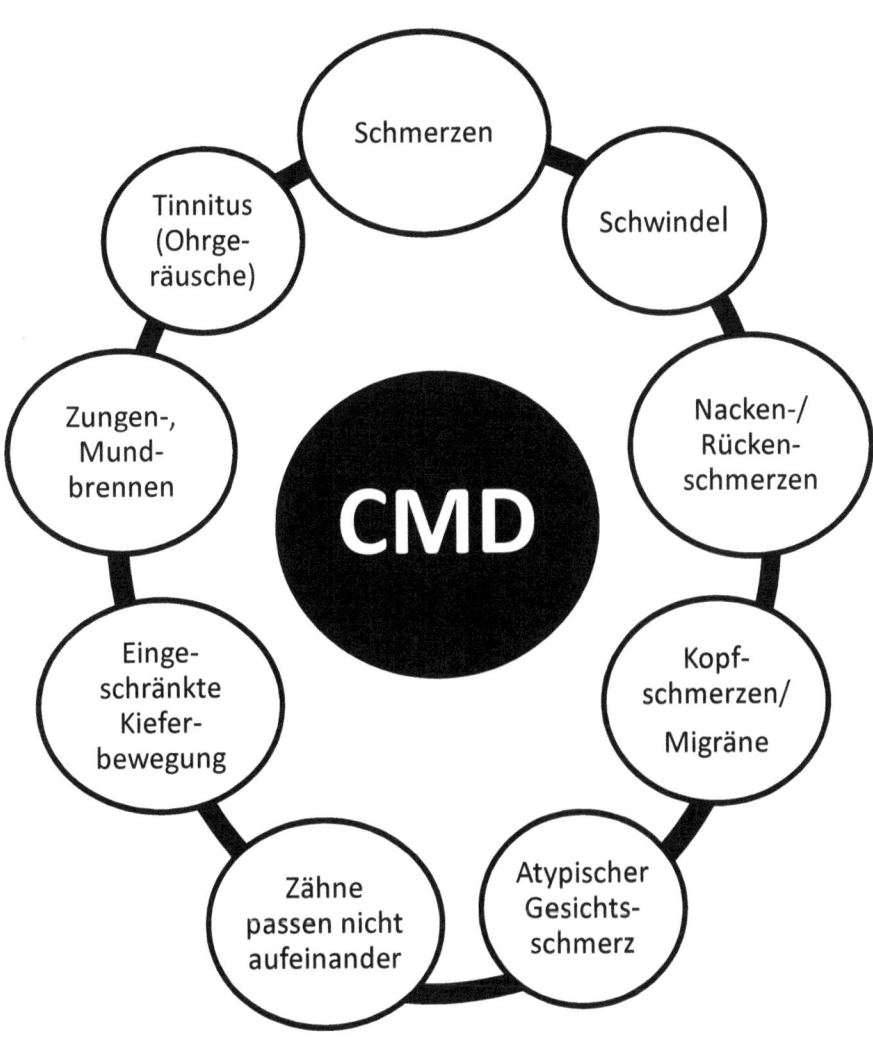

Schmerzen

Tinnitus (Ohrgeräusche)

Schwindel

Zungen-, Mundbrennen

CMD

Nacken-/ Rückenschmerzen

Eingeschränkte Kieferbewegung

Kopfschmerzen/ Migräne

Zähne passen nicht aufeinander

Atypischer Gesichtsschmerz

3. Begleitende Massnahmen bei Muskelver-spannungen

Innere Anspannung, Stress und auch intensive Entschlossenheit führen meist zu einer unbewussten Muskelanspannung. Einer der wichtigsten Punkte in der Behandlung der CMD ist eine Stressreduktion, um dieser unbewussten Muskel-Fehl-Anspannung entgegen zu wirken. Für das Zähnepressen oder das Knirschen im Wachzustand können Sie als Patientin oder als Patient mit einer einfachen Methode sensibilisiert werden:
Hierbei werden 3 bis 4 kleine runde Klebepunkte (z. B. in Papeterien zu kaufen) an Stellen geklebt, die Sie tagsüber häufig sehen (Telefon, Lenkrad, PC-Monitor).

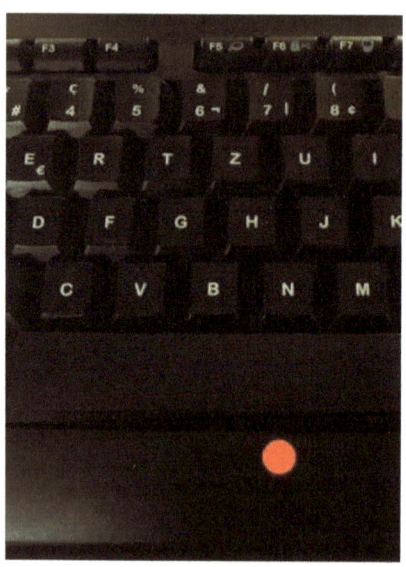
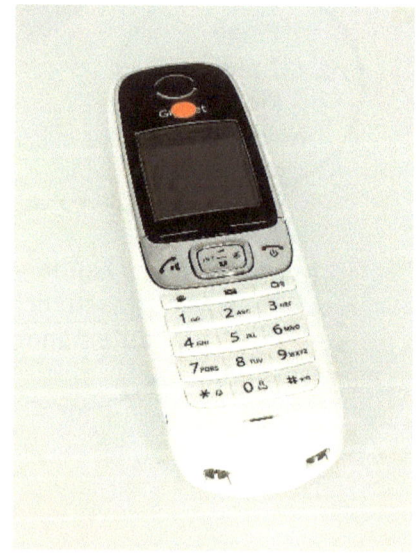

Wenn Sie diese Punkte im Wachzustand sehen, sollten Sie darauf achten, ob sich Ihr Unterkiefer tatsächlich in einer gelockerten Position befindet oder ob es zu einem stressbedingten Zähnepressen oder –knirschen gekommen ist. Ist Letzteres der Fall, sollte der Unterkiefer wieder bewusst in eine möglichst lockere Position gebracht werden. Dort sollte er dann bleiben.

Gerade unter Stress neigen viele Betroffene zum Kaugummikauen. Auf Kaugummikauen sollte bei Kiefergelenksbeschwerden aber verzichtet werden. Kaugummikauen kann nämlich zu einer deutlichen Überbelastung der Kaumuskulatur und somit zu Verspannungen führen. Spezifische Triggerpunkte sind die Folgen.

3.1 Wärmeapplikation

Legen Sie ein warmes Kirschkern- oder Körnerkissen oder eine Wärmflasche ca. 10 bis 15 Minuten auf die betroffene Stelle, zum Beispiel den Schulter-Nacken-Bereich, den Masseter- oder Temporalbereich.

Achtung: Bei Entzündungen sollte auf eine Wärmeapplikation verzichtet werden, damit sich die Entzündung dadurch nicht verschlimmert.

3.2 Salbenapplikation

Wenn keine Kontraindikationen bestehen, können bei Muskelverspannungen zusätzlich Diclofenac oder blut-zirkulationsanregende/wärmende Salben auf das entsprechende Muskelareal aufgetragen werden.

3.3 Magnesium

Der durchschnittliche Tagesbedarf an Magnesium beträgt 350-400 mg.

Magnesium spielt eine wichtige Rolle im Energiestoffwechsel des Muskels und ist auch beteiligt bei der Erregungsleitung in der betroffenen Muskelfaser. Daher wird häufig bei Muskelverspannungen die zusätzliche Einnahme von Magnesium empfohlen. Bei Herz- und Nierenerkrankungen sollte vor der Einnahme von Magnesiumpräparaten der Hausarzt konsultiert werden. Bei Magnesiumpräparaten ist die Dosierung und bei Kombinationspräparaten die weitere Zusammensetzung zu beachten. Um allfällige Kontraindikationen zu vermeiden, ist gegebenenfalls die Beratung durch eine Fachperson in Anspruch zu nehmen.

3.4 Muskelrelaxation nach Jacobson

Die progressive Muskelrelaxation (PMR) wurde vom amerikanischen Arzt Edmund Jacobson (1885-1976) entwickelt. Stress oder Angstsituationen führen häufig zu einer reflexartigen Anspannung der Muskulatur; Ruhe und Entspannung hingegen begünstigen eine Lockerung der Muskulatur.

❖ Spannungsminderung der Muskulatur
❖ Bessere Durchblutung der Muskulatur
❖ Erholung

Grundlegendes: Zusammenspiel von Anspannung und Entspannung

An einem ruhigen Ort bequem sitzen oder liegen. Es werden gezielt Muskeln (maximal) angespannt und dann wieder entspannt. Durch das Anspannen werden die jeweiligen Muskeln besser durchblutet.

> **anspannen und halten:** 5 - 10 Sekunden tief einatmen und Spannung spüren.
>
> **loslassen:** plötzlich und dabei tief ausatmen.
>
> **entspannen bzw. nachspüren:** 30 - 45 Sekunden.

Während der ganzen Übungen: ruhige und regelmässige Atmung.

Kiefer und Wangen:

Die Muskulatur des Unterkiefers mit geöffnetem Mund anspannen.

anspannen – halten, tief einatmen und die Spannung spüren – loslassen, tief ausatmen - nachspüren

Nacken und Kiefer:
- Das Kinn eng zum Hals hinnehmen und den Hinterkopf gegen eine imaginäre Kopfstütze drücken.

anspannen – halten, tief einatmen und die Spannung spüren – loslassen, tief ausatmen - nachspüren

- Den Kopf soweit wie möglich auf die linke Schulter ziehen.

anspannen – halten, tief einatmen und die Spannung spüren – loslassen, tief ausatmen - nachspüren

- Den Kopf soweit wie möglich auf die rechte Schulter ziehen.

anspannen – halten, tief einatmen und die Spannung spüren – loslassen, tief ausatmen - nachspüren

Lippen und Kiefer:

Lippen fest aufeinanderpressen und Zunge gegen den Gaumen drücken.

> anspannen – halten, tief einatmen und die Spannung spüren – loslassen, tief ausatmen - nachspüren

Wange und Nase:

Die Augen zusammenkneifen und die Nase rümpfen.

> anspannen – halten, tief einatmen und die Spannung spüren – loslassen, tief ausatmen - nachspüren

Schultern:

Schultern hochziehen.

> anspannen – halten, tief einatmen und die Spannung spüren – loslassen, tief ausatmen - nachspüren

3.5 TENS

TENS steht für transkutane elektrische Nervenstimulation. Bei diesem Verfahren werden kleine Elektroden auf die Muskulatur (z. B. auf die Kaumuskulatur und Nacken-/ Schultermuskulatur) aufgeklebt und dann mit leichten Reizstrom-Impulsen für ca. 15 Minuten stimuliert.

Achtung: Bei Patienten mit einem Herzschrittmacher darf TENS nicht eingesetzt werden.

Beim Kauf sollte darauf geachtet werden, dass das Gerät ein Programm für den Kopf-/Hals-Bereich hat und idealerweise über zwei Kanäle individuell gesteuert werden kann. So ist gewährleistet, dass z. B. die Intensität von der rechten und linken Seite unterschiedlich eingestellt werden kann. Speziell bei Verspannungen der Kau- und Halsmuskulatur können die Elektroden auf die betroffenen Bereiche aufgeklebt werden.

Es gibt auf dem Markt einige kleine tragbare Geräte mit passenden Klebeelektroden bereits ab EUR 80/CHF 90.

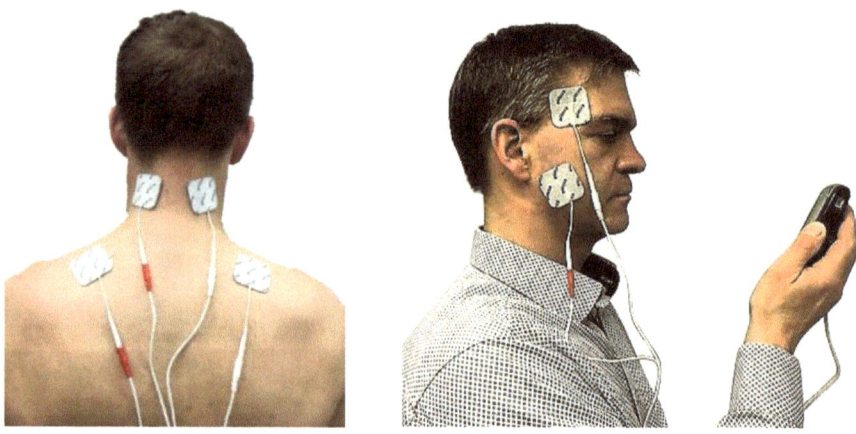

Kleben der Elektroden im Nacken-/Schulterbereich und Kieferbereich.

3.6   Ideale Sportart

Die ideale Sportart bei Craniomandibulärer Dysfunktion (CMD) ist Schwimmen, speziell das Crawlschwimmen. Bei den meisten Sportarten wird bei Anstrengung automatisch „auf die Zähne gebissen"/Zähnepressen. Hingegeben beim Crawlschwimmen ist – bedingt durch die Atemtechnik – ein Zähnepressen nicht möglich. Folgende Vorteile bietet diese Sportart:

- Training der Rücken- und Schultermuskulatur
- Lockere Position der Kaumuskulatur durch die Kopftieflage
- Training des Gleichgewichtssinns bedingt durch die Wasserlage
- Stressabbau

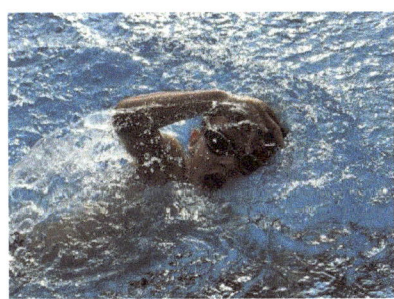 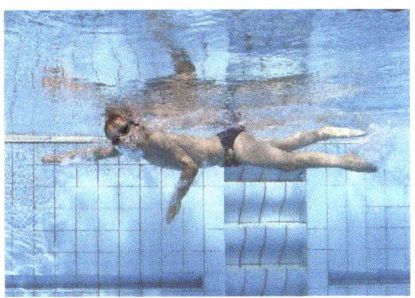

Ferner können Pilates und Yoga bei CMD zum Stressabbau und zur Muskelstärkung empfohlen werden.

4. Massage und Dehnung der Kaumuskulatur

Häufig kommt es unter Stress zu Zähneknirschen. Dies führt zu einer erhöhten Belastung der Kaumuskulatur, was wiederum ein Grund für Verspannungen sein kann. In der Folge kommt es dann zu ausstrahlenden Schmerzen. Diese betreffen meistens den Bereich von Schläfe, Hals oder Wange.

Die Massage soll hier einen doppelten Mehrwert bringen, nämlich einerseits einen wohltuenden Lockerungs- und Dehneffekt und andererseits Stressreduktion. Man schult damit generell die Körperwahrnehmung, indem man sich der Verspannungen und deren Ursachen besser bewusst wird.

Vorgehen:

Tasten nach Triggerpunkten: Mit geschlossenen Augen vorsichtig im Bereich des schmerzenden Muskels tasten. Prüfen, ob sich eine verhärtete Stelle (Triggerpunkt) finden lässt.

Massieren: Die betreffende (verhärtete) Stelle vorsichtig mit kreisenden Bewegungen massieren. Dabei etwas Druck geben. Diese Massage solange durchführen, bis der Schmerz nachlässt. Diesen Vorgang bis zu viermal wiederholen.

Hilfsmittel bei Massage und zur Stärkung der Muskulatur:

❖ Spiegel

❖ Korken

❖ Handtuch

❖ Luftballon

❖ Stuhl und Tisch

❖ Ggf. Tennisball (anstatt Massage mit Fingern)

4.1 Massage des M.buccinator

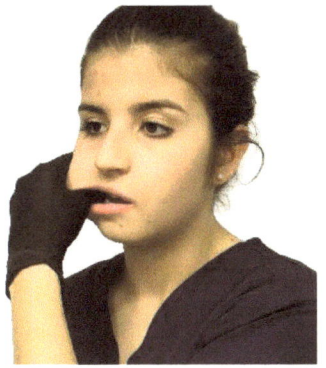 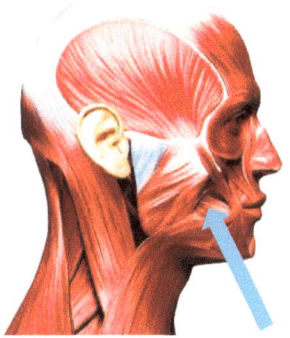

Vorgehen:

❖ Den Daumen in die Wangentasche legen.

❖ Mit den anderen Fingern von aussen und mit dem Daumen von innen leicht gegen den Muskelbauch drücken.

❖ Mit kreisenden Bewegungen massieren und dabei den Muskel der Länge nach ausstreichen.

Dauer: 2 - 3 Minuten pro Seite

4.2 Massage des M.pterygoideus

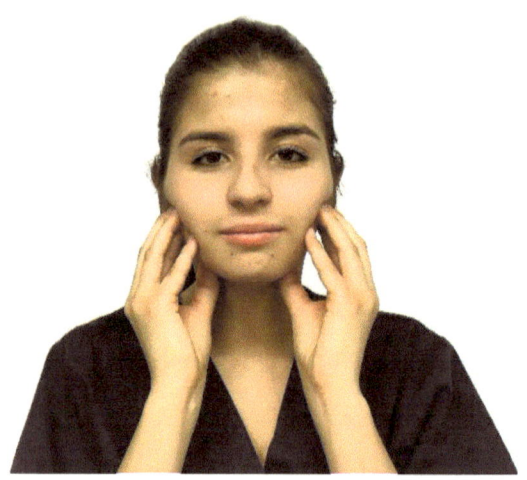

Vorgehen:

❖ Mit dem Daumen die Innenseite des Unterkiefers beidseits unter leichtem Druck massieren.

Dauer: 2 - 3 Minuten pro Seite

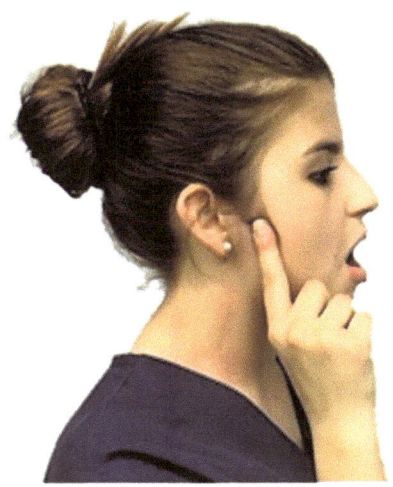

Vorgehen:

❖ Zeigefinger bei leicht geöffnetem Unterkiefer zwischen Kieferköpfchen und Jochbein/Wangenknochen legen.

❖ Zeigefinger anschliessend unter Druck nach vorne unterhalb des Jochbeins/Wangenknochens schieben.

❖ Mund immer wieder öffnen und schliessen.

Dauer: 1 - 2 Minuten

4.3   Massage des M.temporalis

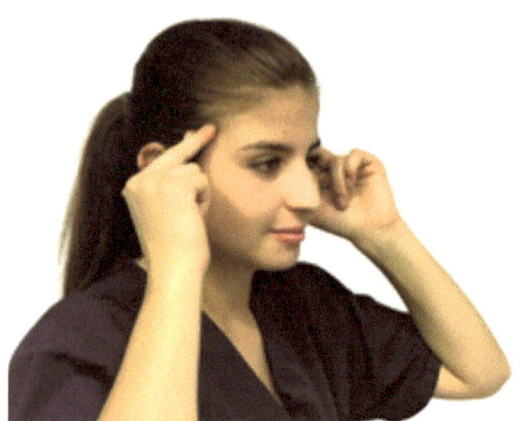 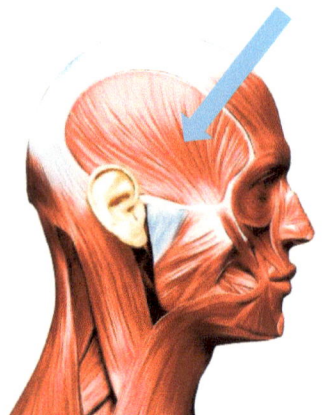

Vorgehen:

- ❖ Handballen auf beiden Seiten gegen die Schläfen drücken.
- ❖ Kreisende Massagebewegungen unter kräftigem Druck ausführen.
- ❖ Werden dabei besonders schmerzhafte Punkte gefunden, diese anschliessend mit Mittel- und Zeigefinger aufsuchen.
- ❖ Massage fortsetzen, bis die Spannung nachlässt.

Dauer: 2 - 3 Minuten pro Seite

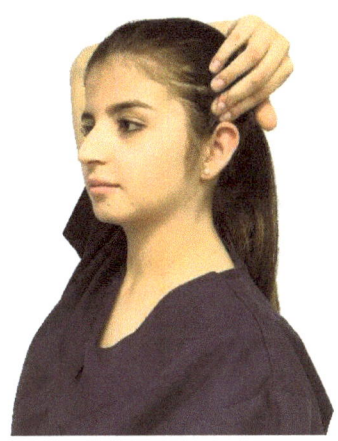

Vorgehen:

❖ Aufspüren von schmerzhaften Verspannungen.
❖ Die Verspannung massieren, bis diese nachlässt.

Dauer: 2 - 3 Minuten

4.4 Massage des M.masseter

Vorgehen:

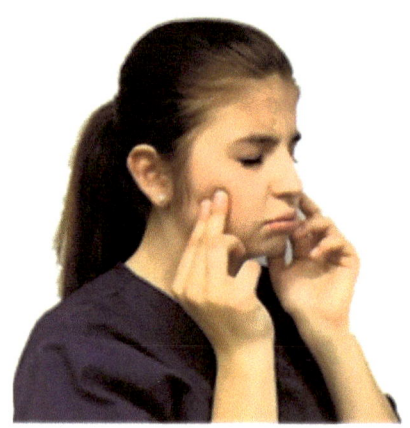

❖ Sich in aufrechter und möglichst entspannter Position an einen Tisch setzen.

❖ Ellbogen aufstützen.

❖ Die Zähne fest zusammenbeissen und mit dem Zeige- und Mittelfinger den grossen Backenmuskel (M.masseter) spüren.

❖ Nun den Kiefer locker lassen und mit der Hand (jeweils mit dem Daumen, Zeige- und Mittelfinger) 3 Minuten kräftig beide grossen Kaumuskeln gleichzeitig durchkneten.

❖ Darauf achten, dass der Muskel dabei nicht angespannt, sondern möglichst locker ist.

❖ Schmerzhafte Knoten durch Ertasten aufsuchen und zwischen den Fingern „zerdrücken".

Dauer: 2 - 3 Minuten pro Seite

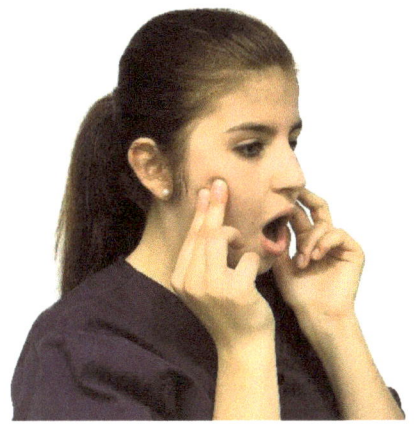 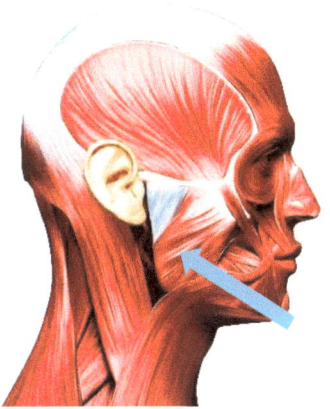

Vorgehen:

❖ Sich in aufrechter und möglichst entspannter
Position hinsetzen.

❖ Backenmuskel unterhalb des Wangenknochens
ebenfalls für 3 Minuten mit Zeige- und Mittelfinger beidseits fest massieren.

❖ Bei Verspannungen und festgestellten Triggerpunkten diese Stelle solange mit erhöhtem
Druck massieren, bis die Verspannung nachlässt.

Dauer: 2 - 3 Minuten

4.5   Massage des M.trapezius

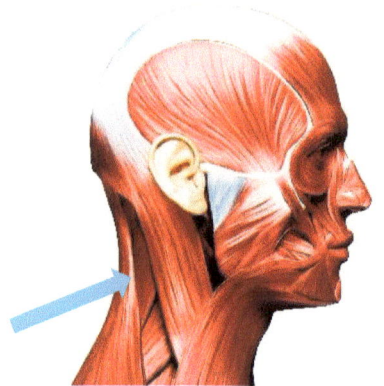 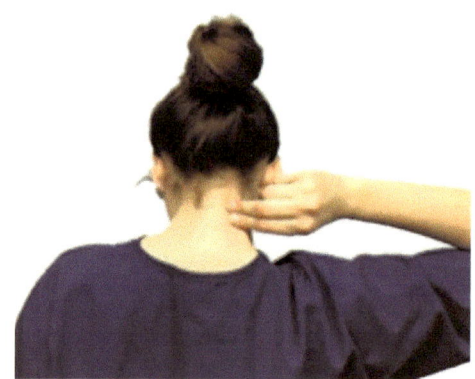

Vorgehen:

❖ Mit Zeige- und Mittelfinger die Halsmuskulatur neben der Wirbelsäule nach schmerzhaften Punkten bzw. Verspannungen abtasten.

❖ Auf dem einzelnen Schmerzpunkt nun Druck ausüben, vorsichtig den Kopf heben und senken.

❖ Weiterhin Druck auf den Punkt ausüben, nun vorsichtig den Kopf nach rechts und nach links drehen.

Dauer: 2 Minuten

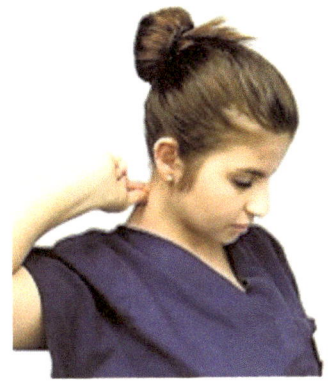 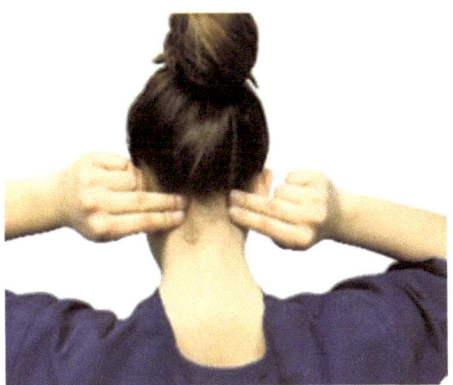

Vorgehen:

❖ Zwischen Zeige- und Mittelfinger sowie Daumen den seitlichen Nackenmuskel nach schmerzhaften Verhärtungen/Triggerpunkten abtasten.

❖ Schmerzhafte Verhärtung nun mit Zeige- und Mittelfinger und Daumen ausmassieren.

Dauer: 2 Minuten

4.6 Massage des M.sternocleidomastoideus

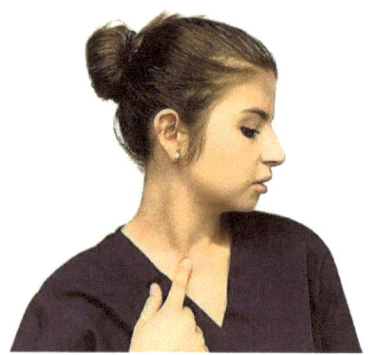 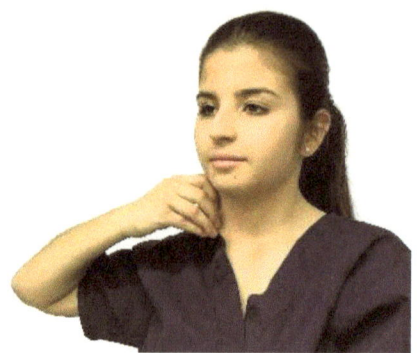

Vorgehen:

❖ Den Kopf nach links drehen und den rechten seitlichen Halsmuskel im Bereich des Brustbeines tasten.

❖ Die Sehne des Sternocleidomastoideus an ihrem Brustbein fühlen und diesen bis unterhalb des Ohres durch Abtasten verfolgen.

❖ Nun Kopf in der Mittellage halten.

❖ Dem Muskel entlang mit dem Daumen auf der einen Seite und dem Zeige-, Mittel- und Ringfinger auf der anderen Seite nach Verhärtungen suchen und diese ausmassieren.

Dauer: 2 Minuten

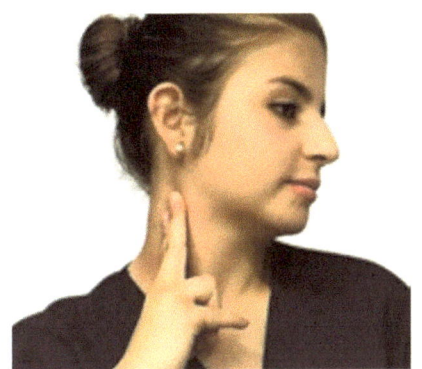 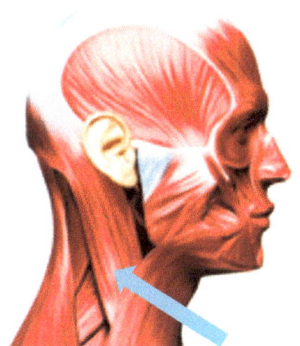

Vorgehen:

❖ Mit den Zeigefingern die eventuell sehr empfindlichen Punkte in der Grube unter dem Ohr-
läppchen aufsuchen.

Hinweis:
Möglicherweise ertasten Sie einen schmerzhaften
Punkt.

❖ Diese Stelle mit kreisförmigen Bewegungen
Ihrer Zeigefingerkuppen möglichst unter
Druck massieren.

Dauer: 2 Minuten pro Seite

5. Verbesserung der Koordination und Muskelkräftigung

5.1 Training der Kaumuskulatur

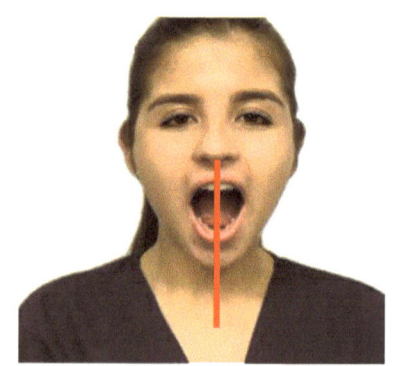

Diese Übungen sollten möglichst immer vor einem Spiegel erfolgen, um Fehlbelastungen bzw. Fehlbewegungen direkt zu korrigieren.

Vorgehen:

❖ Vor einem Spiegel in der vertikalen Gerade den Mund langsam öffnen und schliessen.
❖ Sollte es zu einer Seitenabweichung kommen, kann die Hand seitlich auf den Unterkiefer Druck ausüben, so dass die Mundöfnung gerade verläuft.
❖ Die Zunge an die Oberkieferfrontzähne legen und langsam in gerader Weise den Mund öffnen, wobei Ihre Zunge auf den Oberkieferzähnen bleibt.

Dauer: Diese Übung 10mal durchführen.

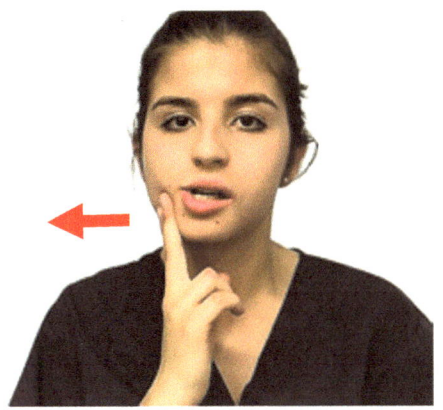

Vorgehen:

❖ Die rechte Handinnenfläche an die rechte Unterkieferaussenseite legen.
❖ Den Unterkiefer gegen den Widerstand Ihrer Hand nach rechts drücken.

Dauer: Diese Übung sollte 5mal durchgeführt werden.

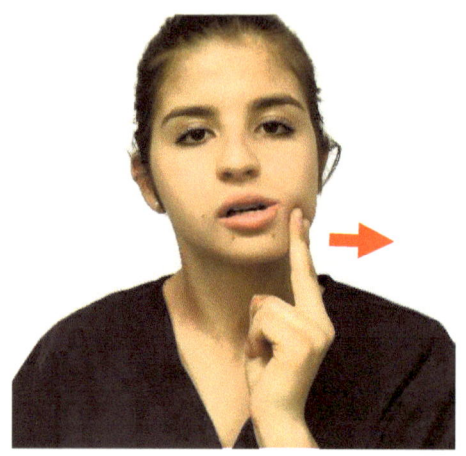

Vorgehen:

❖ Die linke Handinnenfläche an Ihre linke
  Unterkieferaussenseite halten.
❖ Den Unterkiefer gegen den Widerstand Ihrer
  Hand nach links drücken.

Dauer: Diese Übung sollte 5mal durchgeführt
         werden.

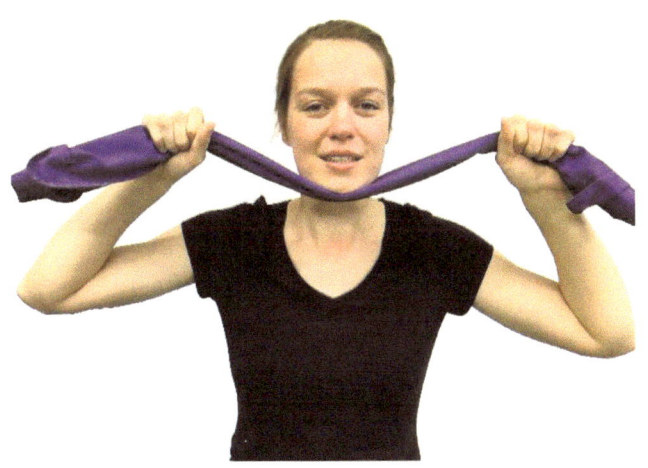

Vorgehen:

❖ Ein kleines zusammengerolltes Handtuch unterhalb des Kinns halten (aufrechte Haltung!).

❖ Den Unterkiefer gegen die straffe Handtuchrolle drücken.

❖ Den Mund langsam gegen den Widerstand des Handtuches öffnen und den Nacken strecken.

❖ Die Spannung für ca. 8 bis 10 Sekunden halten und loslassen.

Dauer: Diese Übung 4 bis 5mal wiederholen.

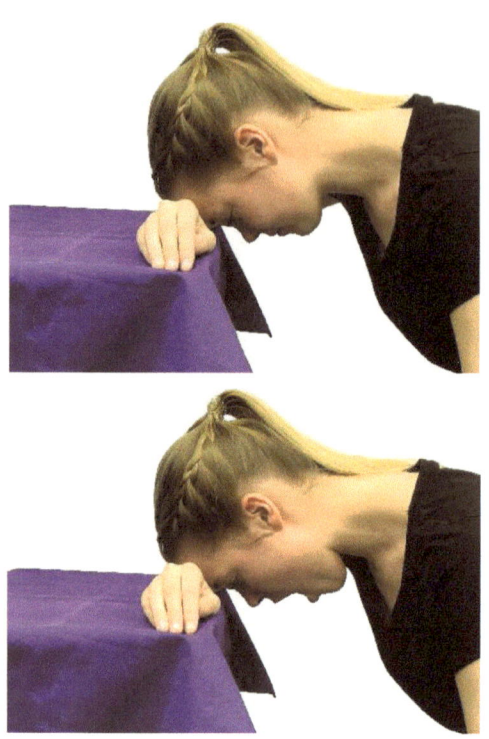

Vorgehen:

- ❖ Die Stirn auf einer Tischkante abstützen.
- ❖ Den Unterkiefer locker lassen, dabei während der ganzen Übung die Zunge gegen den Gaumen drücken.
- ❖ Den Mund langsam öffnen und schliessen.

Dauer: Diese Übung 4 bis 5mal wiederholen.

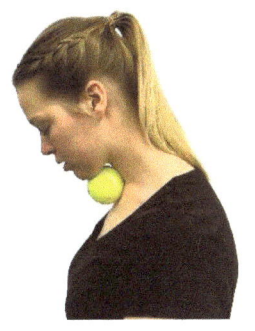

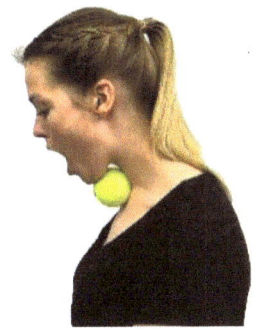

Vorgehen:

❖ Den Kopf nach unten neigen und mit dem Unterkiefer einen Ball festhalten, dabei die Halswirbelsäule möglichst hinten gut strecken.

❖ Der Unterkiefer bleibt locker. Die Zunge während der ganzen Übung gegen den Gaumen drücken.

❖ Den Mund langsam öffnen und schliessen.

Dauer: Diese Übung 5mal durchführen.

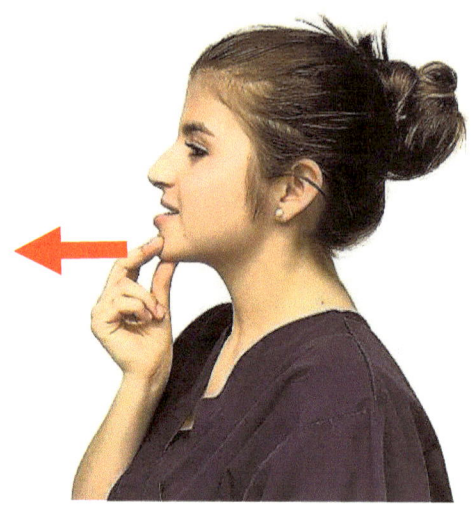

Vorgehen:

❖ Den Zeigefinger auf das Kinn legen.
❖ Gegen leichten Druck den Unterkiefer nach vorne schieben und anschliessend nach unten drücken.

Dauer: Diese Übung 5mal durchführen.

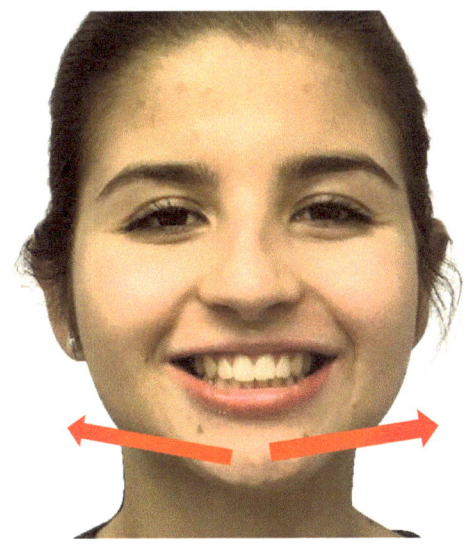

Vorgehen:

❖ Den Unterkiefer locker nach rechts und nach links bewegen.

Dauer: Diese Übung 10mal durchführen.

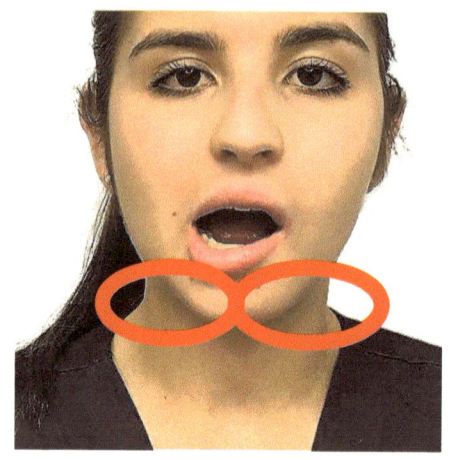 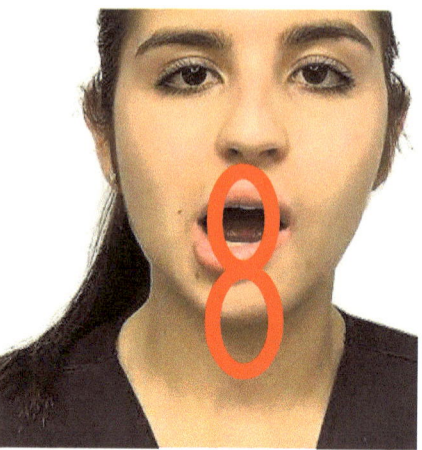

Vorgehen:

- ❖ Mit dem Unterkiefer locker eine „8" nachfahren in Richtung nach links.
- ❖ Mit dem Unterkiefer locker eine „8" nachfahren in Richtung nach rechts.
- ❖ Mit dem Unterkiefer locker eine stehende „8" nachfahren im Uhrzeigersinn.
- ❖ Mit dem Unterkiefer locker eine stehende „8" gegen den Uhrzeigersinn nachfahren.

Dauer: Diese Übung je 4mal durchführen.

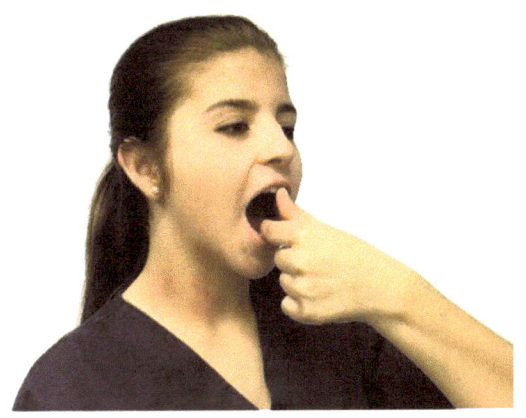

Vorgehen:

❖ Die Mundöffnung durch Drücken des Daumens gegen die Oberkieferzähne unterstützen.
❖ Drücken des Zeigefingers auf die Unterkieferzähne.

Dauer: 2 Minuten

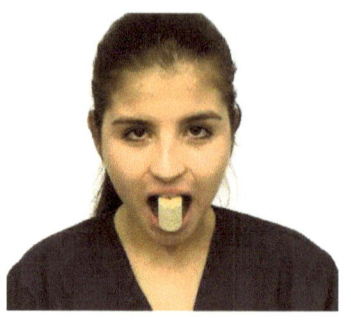

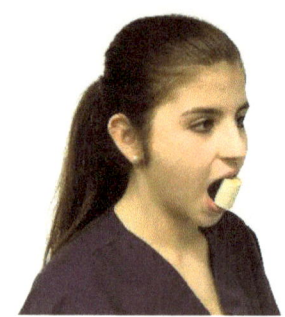

Vorgehen:

❖ Maximale Mundöffnung ausmessen, 5mm von der gemessenen Distanz abziehen und einen Korken genau auf diese Länge zurechtschneiden

❖ Korken der Länge nach zwischen Ober- und Unterkieferfrontzähne nehmen.

❖ Kopf beugen.

❖ Spannung halten zur Streckung des M.masseters.

Dauer: 1.5 bis 2 Minuten

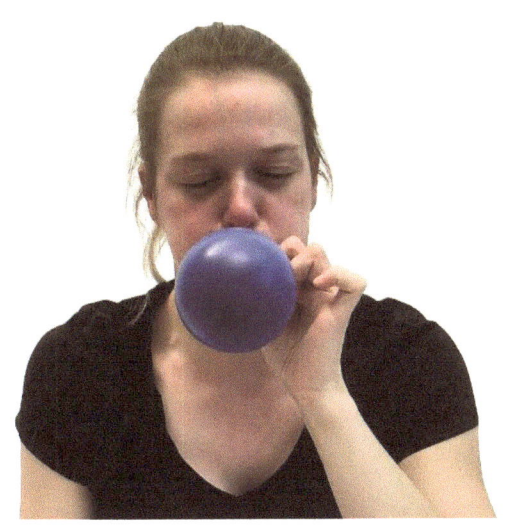

Vorgehen:

❖ Den Kopf gerade halten bei gestreckter Halswirbelsäule.

❖ Langsam einen Luftballon aufblasen.

Dauer: 2mal den Luftballon aufblasen

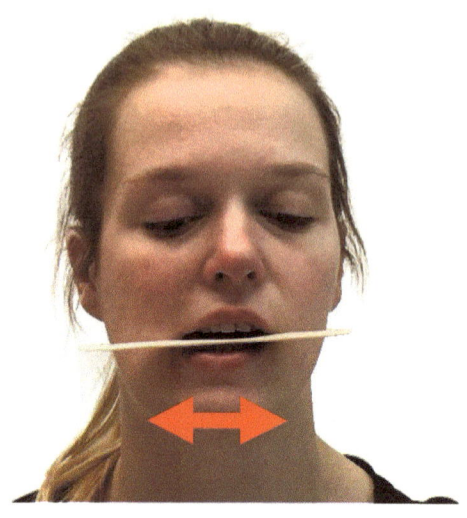

Vorgehen:

❖ Mit dem Unterkiefer einen Holzspatel halten.
❖ Den Unterkiefer langsam nach rechts bewegen, ohne den Holzspatel zu verlieren.
❖ Den Unterkiefer langsam nach links bewegen, ohne den Holzspatel zu verlieren.

Dauer: 3mal nach links, 3mal nach rechts

5.2   Training der Zungenmuskulatur

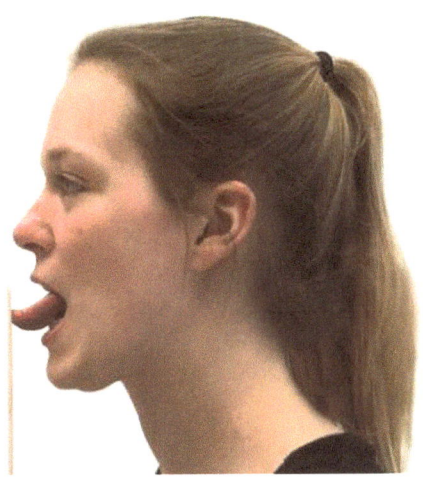

Vorgehen:

- ❖ Einen Holzspatel senkrecht vor die Zungen-spitze halten.
- ❖ Zunge nun gegen den gehaltenen Holzspatel kräftig drücken.
- ❖ Spannung halten.
- ❖ Kopf unterstützt Druck nicht und bleibt gerade.

Dauer: 1 bis 1.5 Minuten

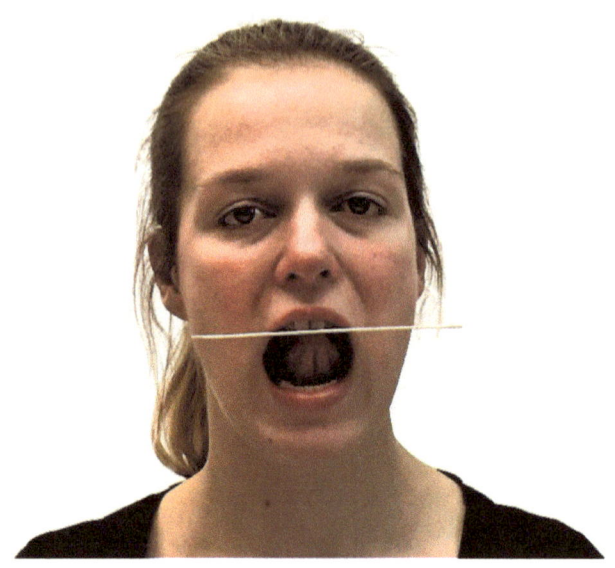

Vorgehen:

- ❖ Einen Holzspatel waagerecht gegen die Zungenoberseite drücken.
- ❖ Zunge nun gegen den gehaltenen Holzspatel kräftig nach oben drücken.
- ❖ Spannung halten.
- ❖ Kopf unterstützt Druck nicht und bleibt gerade.

Dauer: 1 bis 1.5 Minuten

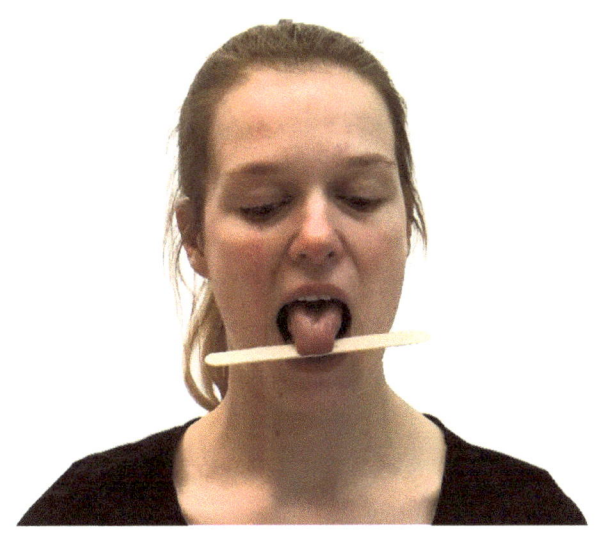

Vorgehen:

❖ Einen Holzspatel waagerecht gegen die Zungenunterseite drücken.

❖ Zunge nun gegen den gehaltenen Holzspatel kräftig nach unten drücken.

❖ Spannung halten.

❖ Kopf unterstützt Druck nicht und bleibt gerade.

Dauer: 1 bis 1.5 Minuten

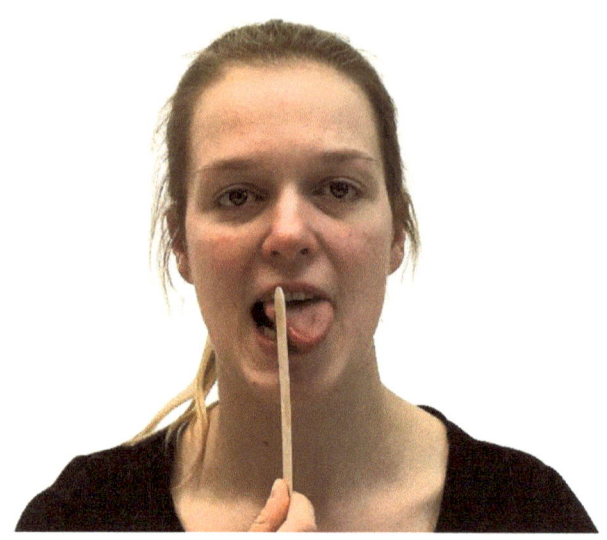

Vorgehen:

❖ Einen Holzspatel (seitlich) gegen die rechte Zungenhälfte drücken.

❖ Zunge nun gegen den gehaltenen Holzspatel kräftig nach rechts drücken.

❖ Spannung halten.

❖ Kopf unterstützt Druck nicht und bleibt gerade.

Dauer: 1 bis 1.5 Minuten

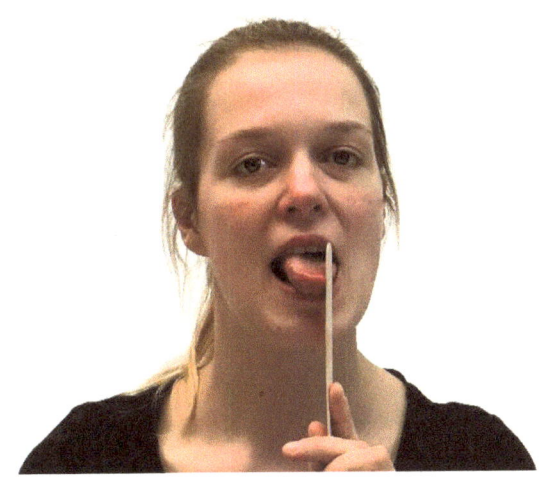

Vorgehen:

❖ Einen Holzspatel (seitlich) gegen die linke Zungenhälfte drücken.

❖ Zunge nun gegen den gehaltenen Holzspatel kräftig nach links drücken.

❖ Spannung halten.

❖ Kopf unterstützt Druck nicht und bleibt gerade.

Dauer: 1 bis 1.5 Minuten

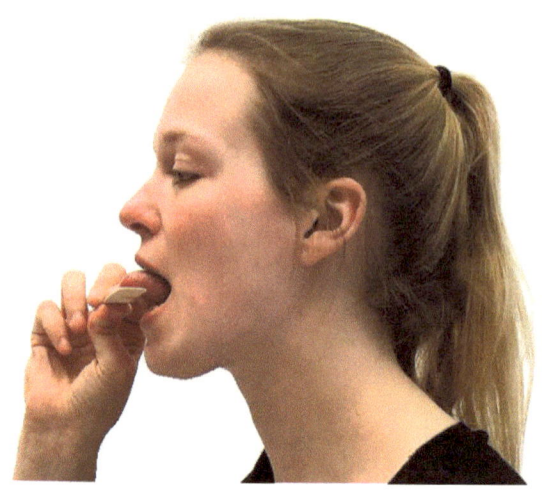

Vorgehen:

- ❖ Einen Holzspatel/Trinkhalm mit der Zunge gegen die Unterkieferzähne drücken.
- ❖ Nun vorsichtig den Mund maximal öffnen und dabei mit der Zunge den Trinkhalm gegen die Unterkieferzähne drücken.
- ❖ Spannung halten.
- ❖ Kopf unterstützt Druck nicht und bleibt gerade.

Dauer: 1 bis 1.5 Minuten

6. Massage von Triggerpunkten mit Massagehaken

6.1 Grundsätzliches

Platzieren Sie den Massagehaken auf verspannte/verhärtete schmerzhafte Muskelpunkte und massieren Sie diese sodann mit dem Massagehaken.

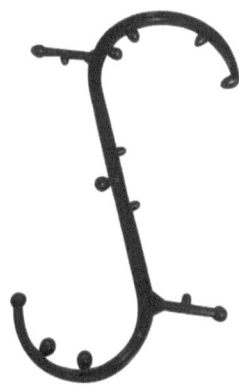

Der Vorteil des Massagehakens liegt darin, dass Sie Ihre Finger zur Massage schonen und kräftigeren Druck auf Triggerpunkte ausüben können.

Sie können selbstverständlich auch einen Tennisball oder einen kleinen Faszienball einsetzen.

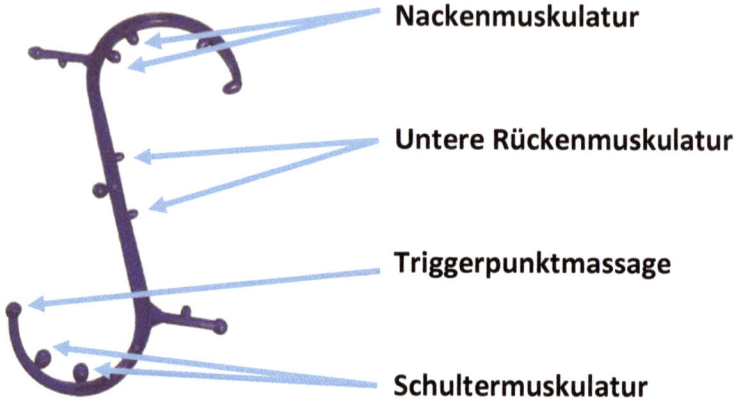

Nackenmuskulatur

Untere Rückenmuskulatur

Triggerpunktmassage

Schultermuskulatur

6.2 Ischämische Kompression

- Der Druck des Massagehakens wird für max. 90 Sekunden gehalten.
- Ruhiges und langsames Ein- und Ausatmen.

6.3 Ausstreichmassage

- Es wird mit Druck mit kleinen kreisenden Bewegungen die schmerzhafte Muskelstelle massiert bzw. weggestrichen.
- Ruhiges und langsames Ein- und Ausatmen.

6.4 Dynamische Druck-Bewegungstechnik

- Den Massagehaken mit Druck auf das verspannte Muskelareal halten und den Muskel dann bewegen.
- Ruhig und langsam ein- und ausatmen.

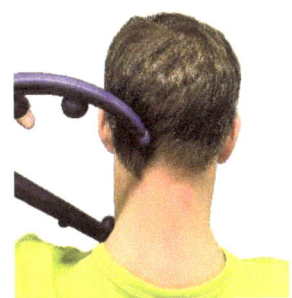 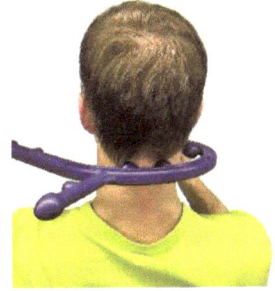 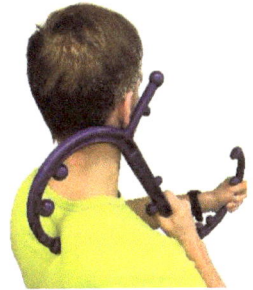

Vorgehen:

❖ Den Kopf des Massagehaken auf die hohen seitlichen Nackenmuskeln direkt unterhalb des Schädelknochens platzieren.

❖ Nun langsam entlang des Muskels in Richtung nach unten massieren (weg vom Schädelknochen.

❖ Bei schmerzhaften Verspannungen: den festgestellten Knoten auf der betreffenden Stelle mit dem Massagehaken massieren.

Dauer: 1 bis 1.5 Minuten

7. Grundlagen Taping

7.1 Grundlegendes

Bei den sog. Tapes handelt es sich um elastisches, selbstklebendes textiles Material, welches ursprünglich aus Japan kommt.

Taping wird in verschiedenen medizinischen und para-medizinischen Bereichen angewendet, namentlich in der Schmerztherapie, Sportmedizin, Orthopädie, Physiotherapie und in weiteren Bereichen.

7.2 Taping-Techniken

- Muskeltechnik
- Faszientechnik
- Ligamenttechnik
- Lymphtechnik
- Nerventechnik
- Narbentechnik
- Organtechnik
- Kombinationstechnik

7.3 Wirkmechanismus

Verschiedene Wirkmechanismen wurden bis heute beschrieben:

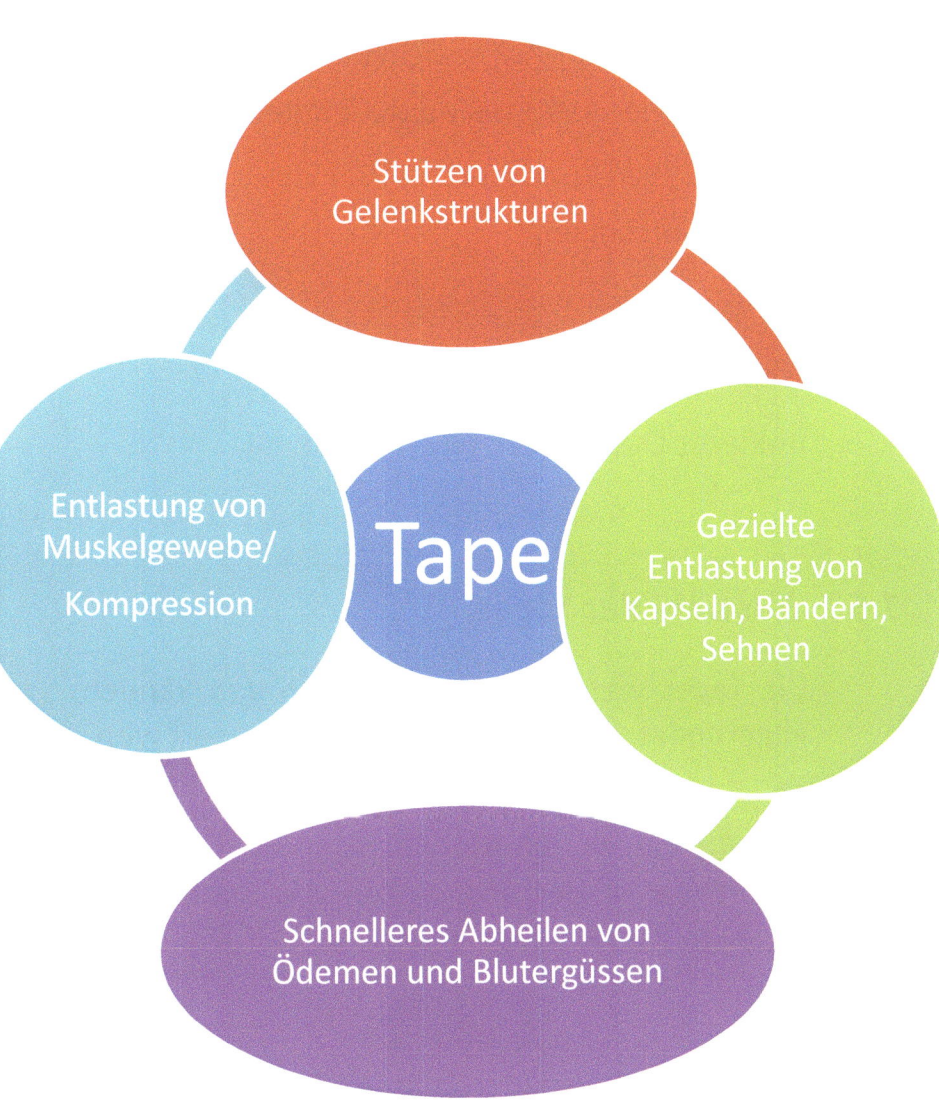

7.4 Kontraindikationen des Tapeverbandes

Insbesondere in folgenden Fällen sollte das *Taping* nicht angewendet werden, bei

- grossen Blutergüssen, Gelenkentzündungen, fortgeschrittener Arthrose, ausgedehnten Muskelverletzungen,

- Hautverletzungen,

- Psoriasis,

- Entzündungen der Haut,

- unklarer Diagnose: NICHT tapen!

7.5 Auswahl der Tapes

Die Tapes werden in der Regel an den Rändern abgerundet, so dass die Haftung verbessert wird.

- I-Tape: Beide Enden werden abgerundet. Das eine Tape-Ende ist der sog. Anker, das andere/freie Ende der Zügel.

- Y-Tape: Der geschlossene (nicht angeschnittene) Anteil wird als Anker eingesetzt, die beiden schmalen Enden als Zügel. Vorteil des Y-Tapes ist, dass durch die beiden divergierenden Y-Zügel eine relativ grosse Fläche abgedeckt werden kann.

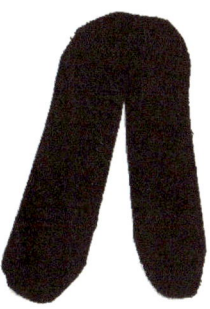

- X-Tape: Im Zentrum des Tapes, wo sich der nicht eingeschnittene Bereich befindet, liegt der Anker; die vier Zügel können ebenfalls eine relativ grosse Oberfläche abdecken.

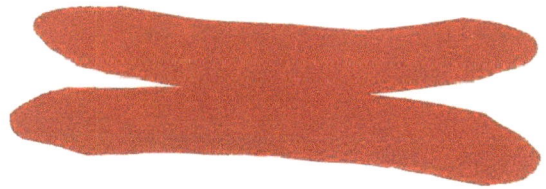

- **Fächer:** Der geschlossene (nicht eingeschnittene) Anteil dient als Anker, die dünneren Enden als Zügel. Fächerförmige Tapes werden bei Schwellungen zum Lymphabfluss angewendet oder bei Blutergüssen.

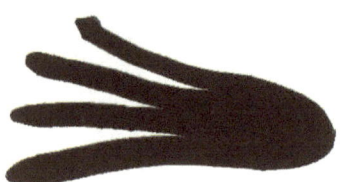

- **Cross-Link:** Dieses Tape wird auf Trigger- oder Akupunkturpunkte geklebt, um Energieblockaden gemäss traditioneller chinesischer Medizin (TCM) zu lösen.

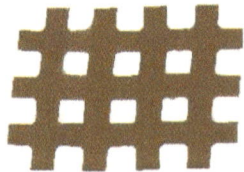

7.6   Farbe des Tapes

Rot: Anregend, aktivierend (Muskelschwäche, Durchblutungsförderung)

Blau: Beruhigend (Muskelverspannungen, Schwellungen)

Gelb: Aufhellend (chronische Beschwerden)

Beige: Neutral (wird gerne im Gesichtsbereich eingesetzt)

Schwarz: Neutral

Grün: Ausgleichend und harmonisierend

7.7   Vorbereitung

- Rasur bei starker Behaarung der Tape-Stelle, ansonsten Sprühkleber zur Verbesserung des Halts bzw. der Haftung des Tapes.

- Gründliche Reinigung und anschliessend Trocknung der Haut.

Vorsicht:

Hautwunden, wenn möglich, nicht «tapen».

7.8 Technik: Die 5 „A" beim Tapen

1. Abmessen

2. Ansetzen

3. Abreissen

4. Anlegen

5. Anmodellieren

Tragedauer: 5 bis 7 Tage.
Im sichtbaren Bereich ggf. auch nur über Nacht.

7.9 Nachbereitung

Überprüfung von Einschnürungen bei aktiver Bewegung.

Bei zunehmenden Schmerzen, Weiss- oder Blaufärbung, Taubheitsgefühl: Das Tape sofort entfernen!

Sollte das Tape auf der Haut nass werden, dieses mit Heissluft bzw. Föhn trocknen, da sonst die Klebekraft verloren gehen kann.

7.10   Einzelne Techniken

7.10.1 Taping M.masseter

Indikation:

- Verspannungen der Kaumuskulatur

- Zähneknirschen/Bruximus

- Schmerzen im Kiefergelenk

Tape:

I-Zügel (2.5cm Breite) rot

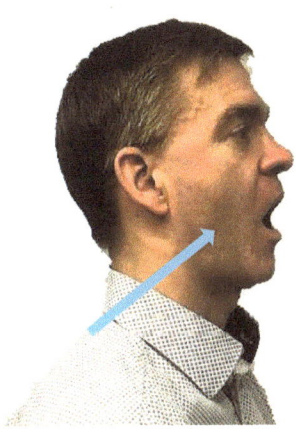

Vorgehen:

❖ Den Mund öffnen.
❖ Den I-Anker ohne Zug am Muskelansatz des M.masseters am Unterkieferrand mit geöffnetem Mund anlegen.

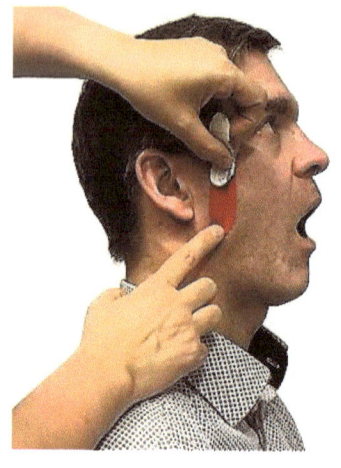

❖ Den Anker fixieren und
den I-Zügel unter
maximaler Mund-
öffnung mit leichtem
Zug zum Jochbein hin
anlegen.

❖ Der I-Zügel liegt deh-
nungsfrei an.

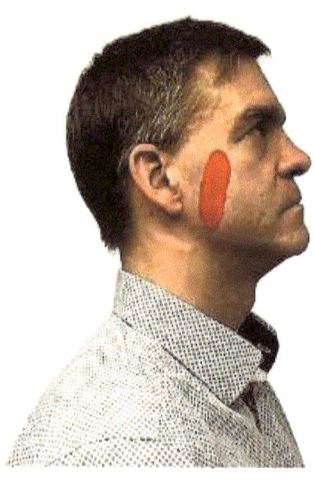

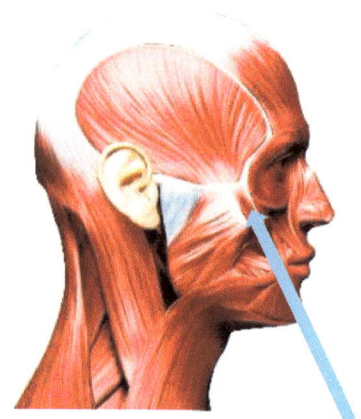

Jochbein

7.10.2 Taping M.digastricus Venter anterior/ vorderer Mundboden

Indikation:

- Verspannungen im Bereich des Mundbodens

- Zähneknirschen/Bruximus

Tape:

Y-Zügel (2.5cm Breite) grün

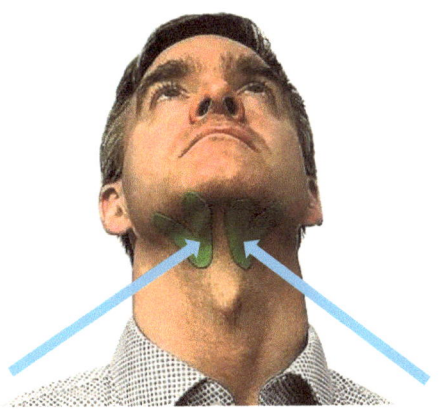

Vorgehen:

- ❖ Das Tape im Bereich des vorderen Mundbodens anbringen.

- ❖ Die beiden Y-Zügel am Unterkieferrand anbringen.

7.10.3 Taping M.sternocleidmastoidues

Indikation:

- Schmerzen im Bereich des seitlichen Halses

- Überbelastung des seitlichen Halsmuskels

Tape:

I-Zügel (5 cm Breite, Zügel jeweils 2,5cm) grün

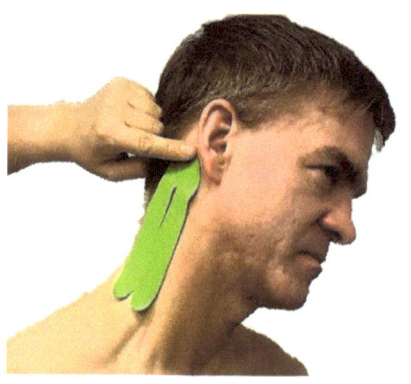 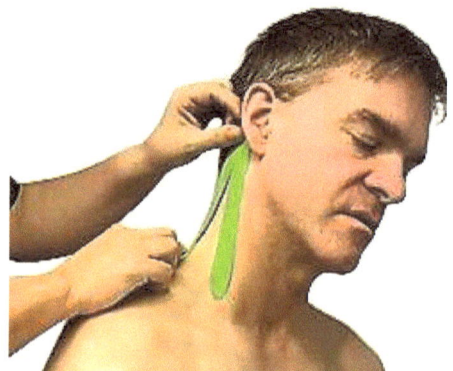

Vorgehen:

- ❖ Ausgangslage: Kopf/Hals ist in gerader Position; Anker des langen Y-Zügels hinter dem Ohr/- Mastoid befestigen und Länge ausmessen.

- ❖ Den Kopf zur Gegenseite neigen.

❖ Den vorderen Y-Zügel ohne Zug bis zum vorderen Bereich des Schlüsselbeines anlegen.

❖ Hinteren Y-Zügel ohne Zug seitlich des vorderen Y-Zügels unter Fixierung des Ankers auf die Höhe des Schlüsselbeines bringen.

Hinweis: Die beiden Y-Zügel verlaufen dehnungsfrei.

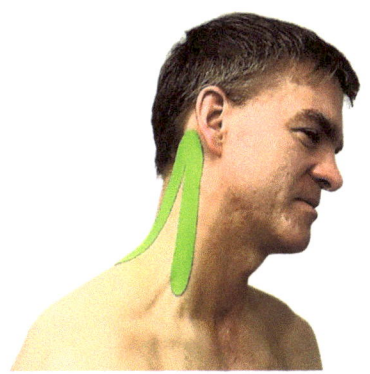

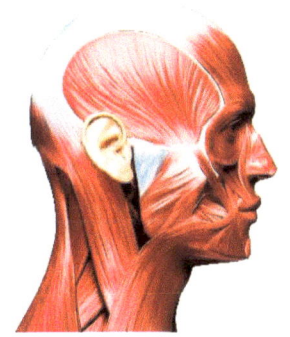

7.10.4 Stabilisation des Kiefergelenkes

Indikation:

- Bewegungsschmerzen im Kiefergelenk

- Instabilität im Kiefergelenk

Tape:

I-Zügel (Breite: 2,5 cm und 1,25 cm)

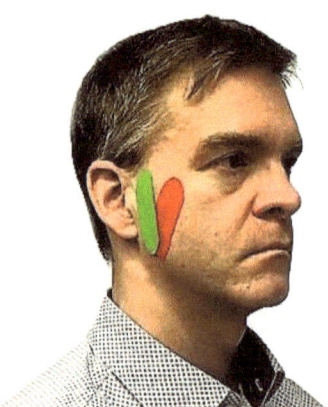

Vorgehen:

❖ Ein I-Zügel wird vom Kieferwinkel in Richtung Jochbein angebracht (neutrale Position, geschlossener Mund).

❖ Ein I-Zügel wird vom Kieferwinkel aus in Richtung Kiefergelenk angebracht (neutrale Position, geschlossener Mund).

❖ Dehnungsfreie Anlage der I-Zügel.

Tape:

I-Zügel (Breite 1,25 cm und 2,5 cm)

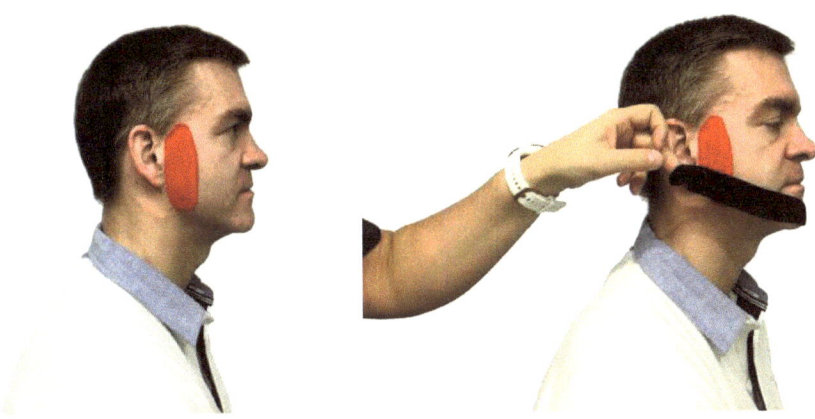

Vorgehen:

❖ Ein I-Zügel (Breite 2,5 cm) wird vom Kieferwinkel in Richtung Jochbein angebracht (neutrale Position, geschlossener Mund).

❖ Schmaler (1,25 cm) I-Zügel wird mit dem Anker auf die Unterkiefermitte (vorne) aufgebracht.

❖ Mit geschlossenem Mund wird der I-Zügel am Unterkieferrand entlang bis zum Kieferwinkel unter leichtem Zug geführt.

Tape:

I-Zügel (Breite: 2,5 cm) rot

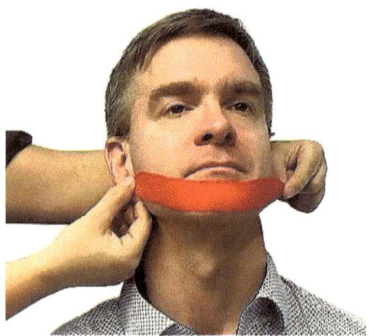 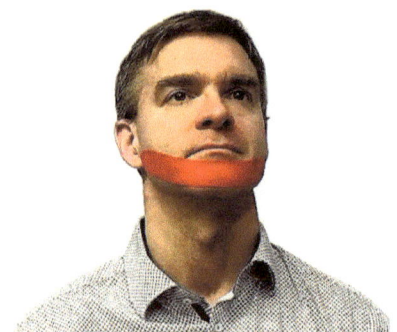

Vorgehen:

❖ Die Mitte des Tapes wird diesmal als Anker be-
nutzt und wird auf die Unterkiefermitte (vorne)
aufgebracht.

❖ Unter Zug werden die beiden I-Zügel über dem
Unterkieferrand auf den Kieferwinkel aufgebracht.

Tape:

Cross-Link

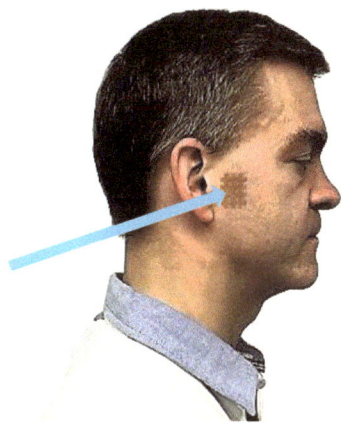

Vorgehen:

❖ Ein Cross-Link wird auf den Triggerpunkt über
dem Kiefergelenk angebracht

7.10.5   Entlastung Halswirbelbereich

Indikation:

- Ausstrahlende Schmerzen im hinteren / oberen
Rückenbereich.

Tape:

I-Zügel (grün) und Y-Zügel (rot), Breite: 5cm

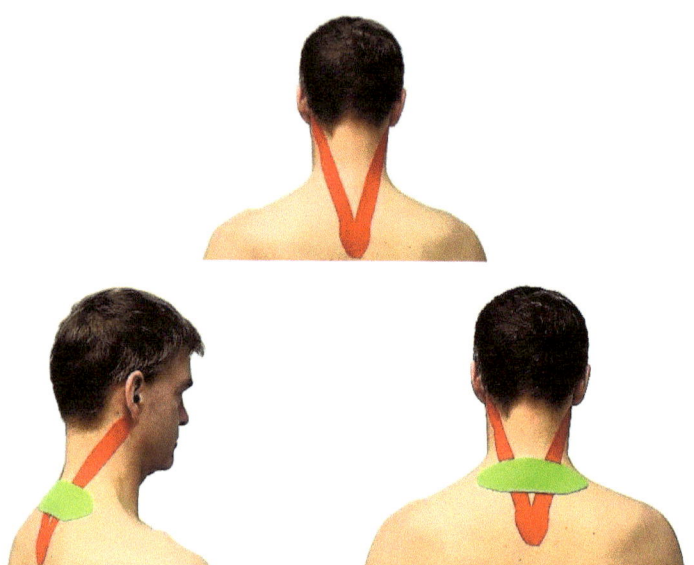

Vorgehen:

❖ Ausgangslage: Neutrale Kopfstellung. Anker des Y-Tapes mittig auf der Wirbelsäule zwischen den Schulterblättern anbringen.

❖ Y-Zügel mit leichtem Zug, indem man sich leicht nach vorne neigt, hinter dem jeweiligen Ohr/ Mastoid fixieren.

❖ Mit I-Tape (Anker mittig) die beiden Y-Zügel fixieren.

8. Faszienmassage

Unter Faszien versteht man eine Art Bindegewebsnetz, das u.a. Muskeln und Gelenke umgibt und auch durchdringt.

Faszien sind eine Art faserreiches kollagenes Bindegewebsnetz, die unsere Muskeln, Bänder, Gelenke und Organe umschliessen. Dieses Netzwerk sollte möglichst geschmeidig sein.

Ziele der Faszienmassage sind:

- Verklebungen dieser Faszien mittels Massage zu lösen.
- Die Regeneration der Muskel-Faszieneinheit nach Überanstrengung oder einseitiger Belastung zu beschleunigen.
- Schmerzen und Muskelverspannungen zu eliminieren.

Dieses Netzwerk kann in verschiedene grössere Zugbahnen unterteilt werden. Im folgenden Kapitel werden vor allem ein Anteil der sog. grosse Rückenzug-Bahn, sowie der Schulter-Ellenbogen-Zugbahn behandelt.

Aufgrund von Fehlhaltungen und einseitigen Belastungen oder Schonhaltungen bzw. durch einen „unbeweglichen Alltag" können diese Faszien verkleben und an Geschmeidigkeit verlieren.

Faszien benötigen Flüssigkeit, daher sollte genügend Wasser (1.5 - 2 Liter im Tag) getrunken werden.

Zusätzlich wird die Zirkulation von Lymphe und Blut verbessert und somit der Stoffwechsel durch das Rollen angeregt.

Besonders effektiv ist die Faszienmassage, wenn zuvor die entsprechende Stelle vorgewärmt wurde (Körnerwärmekissen, Wärmeflasche, Wärmelampe).

Bei den folgenden Übungen können verschiedene Hilfsmittel verwendet werden, wie z. B. Faszienbälle, kleine Holzmassagerollen, Faszienhanteln/-rollen, 6-Eck-Bälle oder Tennisbälle.

8.1   Wie verwenden Sie einen Faszienball?

❖ Platzieren Sie den Ball auf einem Muskel oder einer Körperregion Ihrer Wahl. Lehnen Sie sich gegen eine Wand oder legen Sie sich auf den Boden.

❖ Nun rollen Sie mit dem Ball über die betreffende Region. Suchen Sie nach schmerzhaftem und/ oder verspanntem (Muskel-)Gewebe.

❖ Sobald Sie ein schmerzhaftes Gebiet finden, massieren Sie dieses 10 - 15mal, indem Sie mit dem Ball sehr, sehr langsam darüber rollen.

❖ Konzentrieren Sie sich hierbei wirklich nur auf den verspannten Punkt und versuchen Sie ihn an der empfindlichsten Stelle zu treffen.

❖ Achten Sie darauf, dass Sie mit dem Ball nur über den empfindlichen Punkt rollen.

❖ Während Sie über den Punkt rollen, erhöhen Sie den Druck auf den Ball. Danach verringern Sie den Druck, kehren zurück zum Ausgangspunkt, und wiederholen das Ganze.

Ein harter Ball erlaubt es Ihnen, während der Massage mehr Druck auszuüben, als dies mit einem weichen Ball möglich wäre.

Ist die Massage zu intensiv, so verringern Sie den Druck.

8.2 Lösen von Verspannungen/Verklebungen im Bereich M.masseter/temporalis/ frontalis

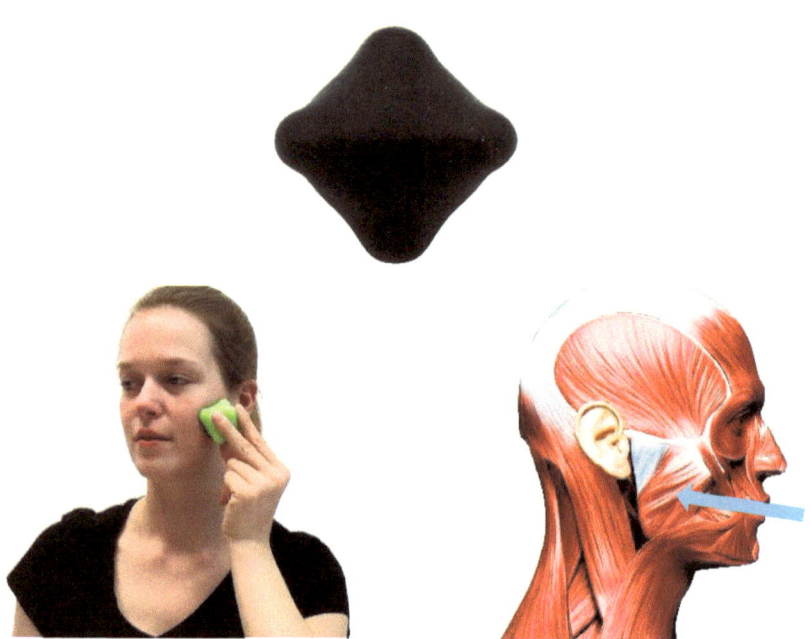

Vorgehen:

❖ Mit Hilfe *des 6-Eck-Balls* Verspannungen im Masseterbereich (grosser Kaumuskel) abtasten.

❖ Bei schmerzempfindlicher Stelle oder Muskelverhärtung langsame, kreisende Bewegungen durchführen, bis sich die Spannungen auflösen.

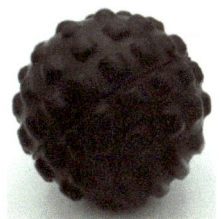

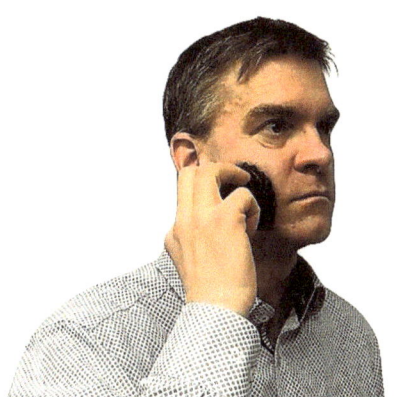
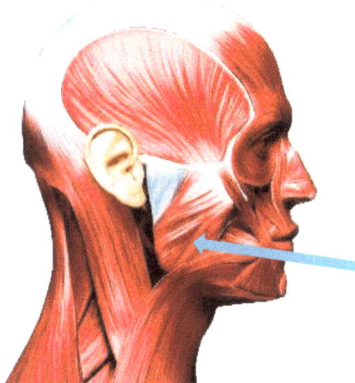

Vorgehen:

❖ Mit Hilfe eines kleinen Faszienballs wird der M.masseter „ausgerollt", d. h. Sie rollen den Faszienball über den M.masseter.

❖ Bei besonderen Muskelverhärtungen den Druck etwas erhöhen.

Dauer: 2 bis 3 Minuten pro Seite

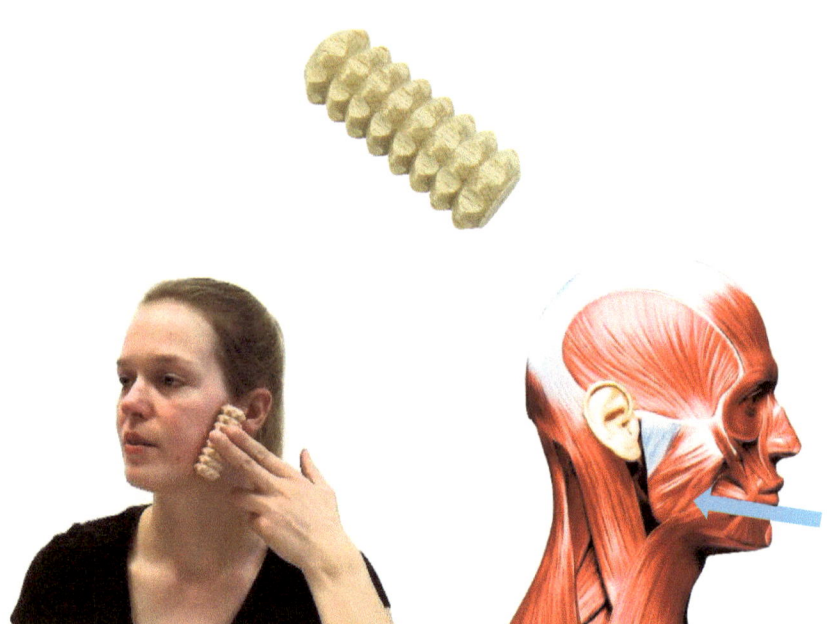

Vorgehen:

- ❖ Mit Hilfe einer kleinen Faszien- bzw. Massagerolle den M.masseter „ausrollen", d.h. mit der Faszien-rolle über dem M.masseter Rollbewegungen aus-führen.

- ❖ Bei besonderen Muskelverhärtungen den Druck leicht erhöhen.

   Dauer: 2 bis 3 Minuten pro Seite

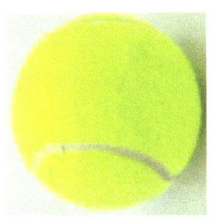

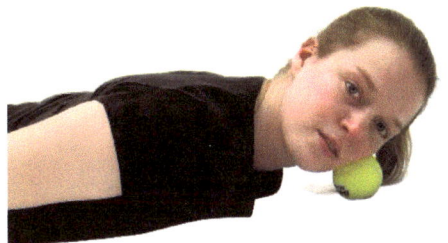
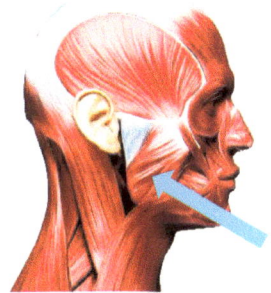

Vorgehen:

❖ Mit Hilfe eines Tennisballs wird der M.masseter in Bauchlage durchgerollt.

❖ Während des Rollens wird der Mund langsam geöffnet und wieder geschlossen.

❖ Bei besonderen Muskelverhärtungen den Druck leicht erhöhen.

Dauer: 2 bis 3 Minuten pro Seite

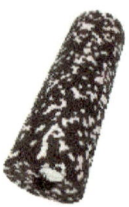

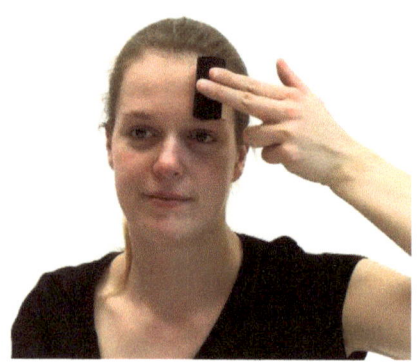 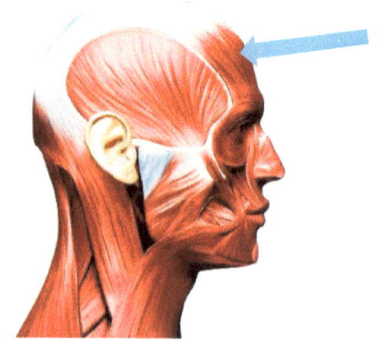

Vorgehen:

❖ Mit Hilfe einer kleinen Faszienrolle wird die Stirn
  (M.frontalis) von links nach rechts und umgekehrt
  „ausgerollt".

❖ Bei besonderen Muskelverhärtungen den Druck
  leicht erhöhen.

Dauer: 2 bis 3 Minuten pro Seite

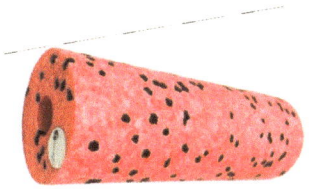

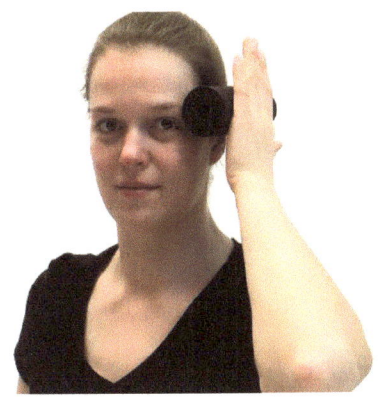 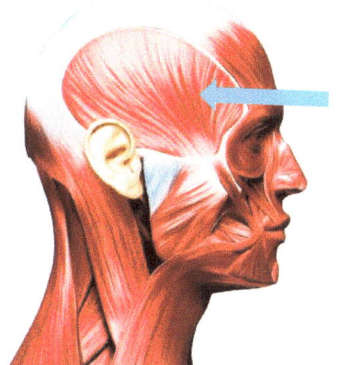

Vorgehen:

❖ Mit Hilfe der Faszienrolle wird der Schläfenmuskel (M.temporalis) „ausgerollt".

❖ Bei Verhärtungen des M.temporalis/seitlicher Muskel den Druck etwas erhöhen.

Dauer: 2 bis 3 Minuten pro Seite

8.3 Lösen von Verspannungen/Verklebungen am Hals

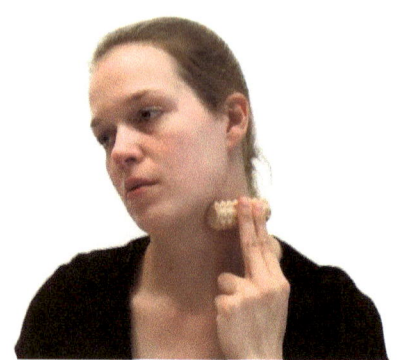 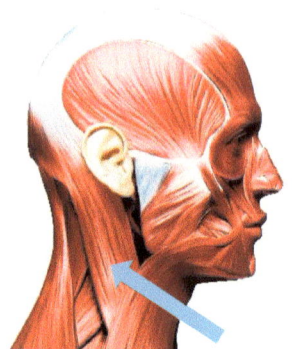

Vorgehen:

❖ Ertasten von Triggerpunkten/Schmerzpunkten im Bereich der seitlichen Nackenmuskulatur (M.sternocleidomastoideus).

❖ Zunächst auf die schmerzhafte Stelle leicht Druck ausüben. Den Druck halten.

❖ Durch Drehen nach rechts und links vorhandene Verklebungen und Triggerpunkte lösen.

Dauer: 2 bis 3 Minuten pro Seite

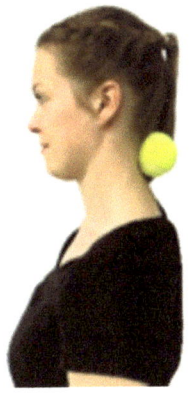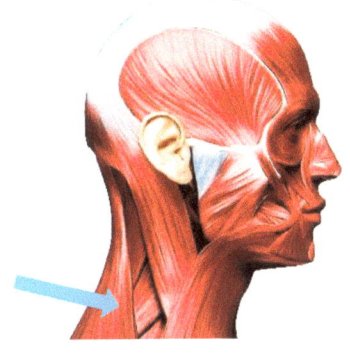

Vorgehen:

❖ Faszienball oder Tennisball mit dem Eigengewicht (stehend an einer Wand) im Nacken-
  bereich *seitlich* der Wirbelsäule drücken.

❖ Langsam auf und ab rollen, tief ein- und ausatmen.

❖ Bei Verspannungen Eigendruck erhöhen und
  rollen, bis die Verspannung sich löst.

WICHTIG: Den Ball NICHT auf die Wirbelsäule le-
            gen.

Dauer: 2 bis 3 Minuten pro Seite

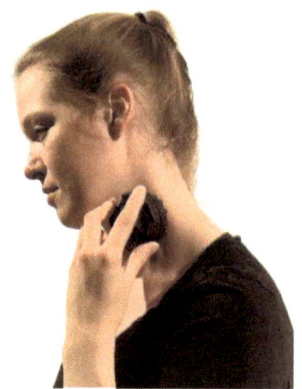 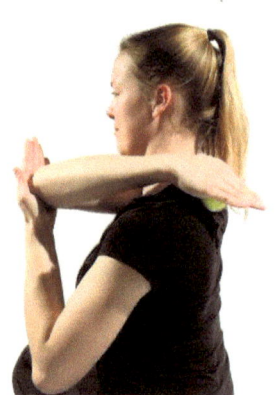

Vorgehen:

❖ Neigen des Kopfes nach links, im Bereich des rechten seitlichen Halsmuskels/ M.sternocleidomastoideus.
Vorsichtig mit dem Faszienball rollen.

❖ Um noch weiter den hinteren Anteil des oberen Schulterbereiches/Nackens zu erreichen, kann der Ellbogen mit der anderen Hand unterstützt werden.

WICHTIG: Nicht über den Kehlkopf oder über die Halsschlagader (Arteria carotis) rollen!

Dauer: 2 bis 3 Minuten pro Seite

8.4 Lösen von Verspannungen/Verklebungen im Nacken/im oberen Rücken

Für die folgenden Übungen benötigen Sie eine Faszien-hantel. Es eignet sich die grosse als auch die kleine Faszienhantel.

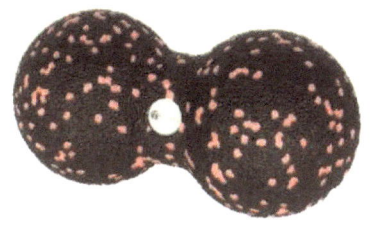
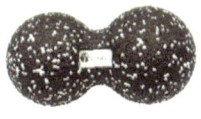

Sie können auch zwei Tennisbälle in einen Strumpf stecken und diesen verknoten.

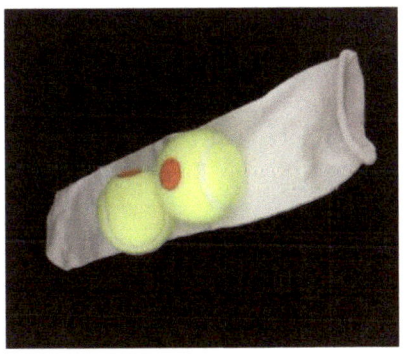
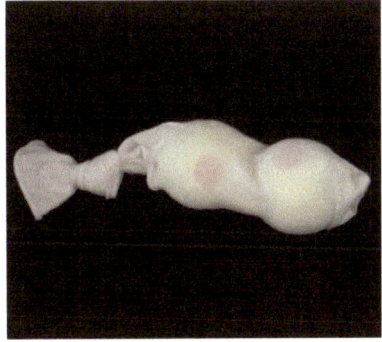

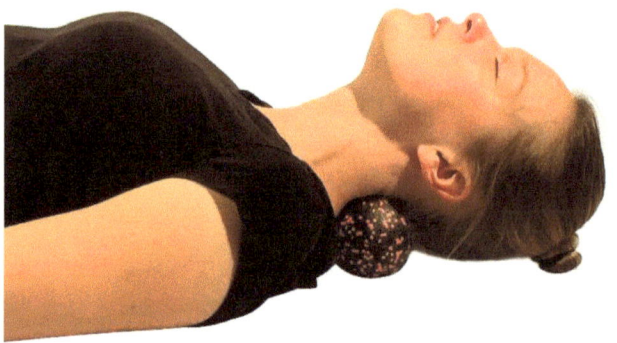

Vorgehen:

- ❖ Den Nacken auf der Faszienhantel ablegen.

- ❖ Das Kinn langsam nach vorne schieben, d. h. die Faszienhantel wird über den Nacken massiert.

- ❖ Die Wirbelsäule liegt stets in der Aussparung.

  WICHTIG: Die Faszienhantel NICHT auf die Wirbelsäule legen.

  Dauer: 2 bis 3 Minuten

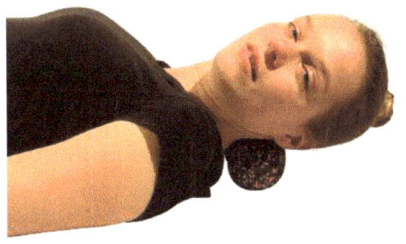 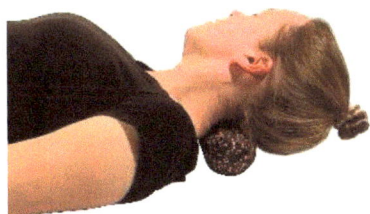

Vorgehen:

- ❖ Der Nacken liegt auf der Faszienhantel.

- ❖ Der Kopf wird nun langsam nach links und dann vorsichtig nach rechts geneigt.

- ❖ Die Nackenmuskulatur gleitet direkt auf der Faszienhantel.

WICHTIG: Die Faszienhantel NICHT auf die Wirbelsäule legen.

Dauer: 2 bis 3 Minuten pro Seite

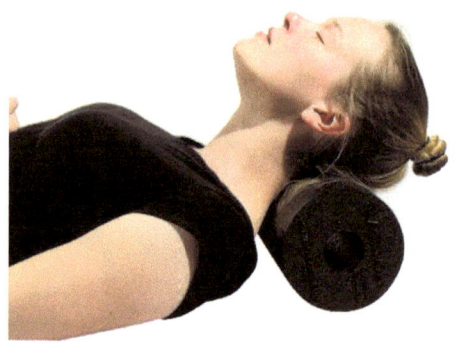

Vorgehen:

❖ In Rückenlage die Faszienrolle unter den Nacken legen.

❖ Den Kopf sodann langsam nach links und dann vorsichtig nach rechts neigen.

❖ Die Nackenmuskulatur direkt über die Faszien-rolle gleiten lassen.

Dauer: 2 bis 3 Minuten pro Seite

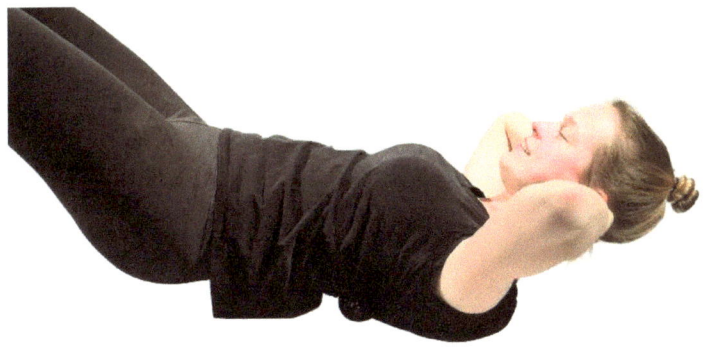

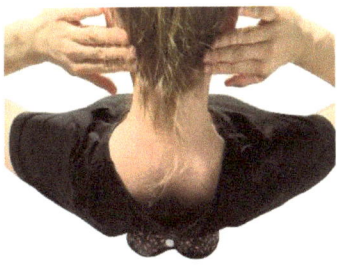

Vorgehen:

❖ Die Faszienhantel liegt im oberen Rückenbereich.

❖ Im Bereich der Aussparung liegt die Wirbelsäule.

❖ Nun vorsichtiges Anheben des Oberkörpers und Rollen des oberen Rückenanteils über die Faszienhantel.

WICHTIG: Die Faszienhantel NICHT auf die Wirbelsäule legen.

Dauer: 2 bis 3 Minuten pro Seite

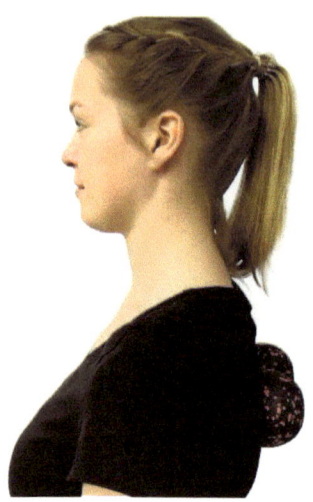

Vorgehen:

❖ Die Faszienhantel mit dem Eigengewicht (gelehnt an eine Wand) seitlich der Wirbelsäule zwischen Wirbelsäule und Schulterblatt halten.

❖ Die Faszienhantel langsam rollen, jeweils rechts und links neben der Wirbelsäule.

❖ Bei schmerzhaften Punkten, vermehrte Belastung durch Eigengewichtsverlagerung und mit vermehrtem Druck über den Triggerpunkt rollen, bis dieser sich langsam löst.

WICHTIG: Die Faszienhantel NICHT auf die Wirbelsäule legen.

Dauer: 2 bis 3 Minuten pro Seite

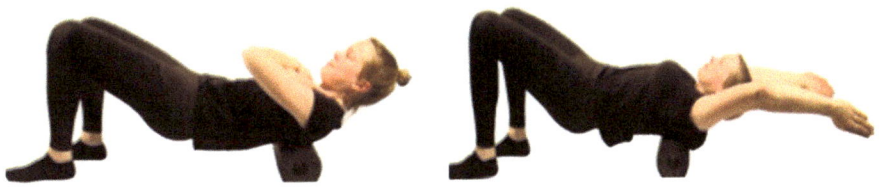

Vorgehen:

❖ Die Faszienrolle wird unter den oberen Anteil des Rückens gelegt.

❖ Die Arme werden langsam kopfwärts gestreckt und wieder vor der Brust verschränkt.

❖ Dabei langsames Rollen der Faszienrolle auf- und abwärts. Regelmässiges langsames Aus- und Einatmen.

❖ Bei schmerzhaften Punkten vermehrte Belastung durch Eigengewichtsverlagerung. Mit mehr Druck über den Triggerpunkt rollen, bis dieser sich langsam löst.

WICHTIG: Die Faszienhantel NICHT auf die Wirbelsäule legen.

Dauer: 2 bis 3 Minuten pro Seite

9.   Entspannte Gesichtsmassage

Idealerweise werden vor der Gesichtsmassage die Ge-
sichtspartien mit Wärme 10 bis 15 Minuten vorbe-
handelt (z. B. mit einem Körnerkissen).

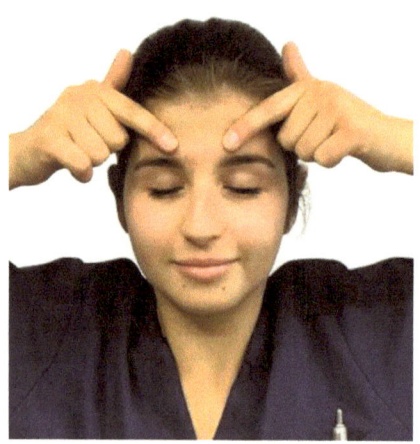

Vorgehen:

❖ Zeigefinger jeweils auf die Stirnmitte legen.

❖ Unter Druck nach aussen bzw. in Richtung Schläfe
   ausstreichen.

Dauer: 5mal

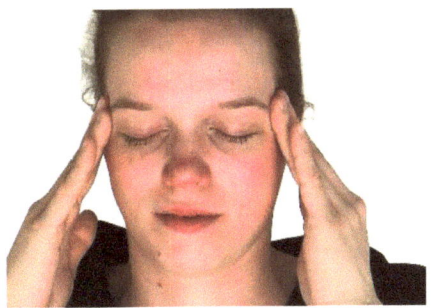

Vorgehen:

❖ Zeige- und Mittelfinger jeweils auf beide Schläfen im oberen Anteil legen.

❖ Unter Druck nach unten streichen.

Dauer: 5mal

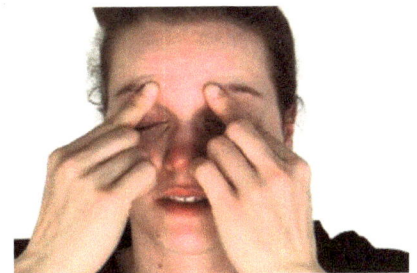

Vorgehen:

❖ Zeige- oder Mittelfinger auf die Stirnmitte zwischen den Augenbrauen legen.

❖ Unter Druck kurz oberhalb der Augenbrauen nach aussen bzw. in Richtung Schläfe ausstreichen.

Dauer: 5mal

Vorgehen:

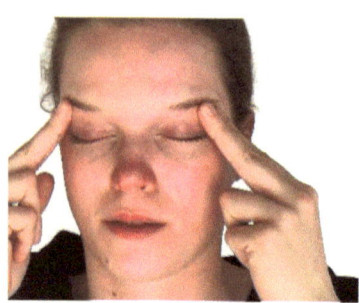

❖ Zeige- und Mittelfinger auf den Ansatz der Nasenwurzel legen.
❖ Unter Druck nach aussen unterhalb der Augenbrauen streichen.

Dauer: 5mal

Vorgehen:

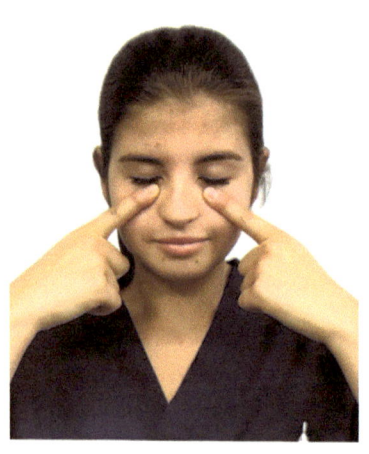

❖ Zeigefinger auf die Nasenwurzel legen.
❖ Mit Druck Zeigefinger von der Nasenwurzel Richtung Jochbein/ Wangenknochen ausstreichen.

Dauer: 5mal

Vorgehen:

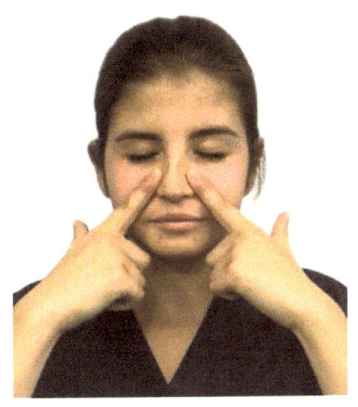

- ❖ Zeigefinger auf die Nasenwurzel legen und Richtung Nasenspitze mit Druck streichen.

Dauer: 5mal wiederholen

Vorgehen:

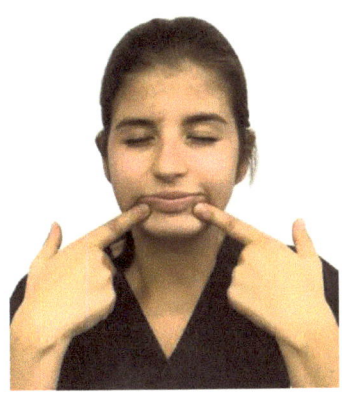

- ❖ Zeigefinger seitlich unter den locker geschlossenen Mund legen.
(NICHT auf die Zähne beissen).
- ❖ Mit Druck nun in Richtung Mundwinkel streichen.

Dauer: 5mal wiederholen

Vorgehen:

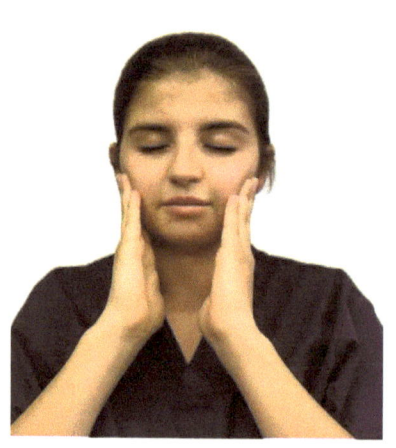

❖ Zeige-, Mittel- und Ringfinger jeweils auf den Jochbein/ Wangenknochen legen.
❖ Mit Druck nun nach unten Richtung Mundwinkel hin streichen.

Dauer: 5mal wiederholen

10. Erkrankungen, die weiter abgeklärt werden sollten

10.1 Symptom: Kiefergelenksknacken

Zirka ein Drittel der Bevölkerung nimmt regelmässig ein so genanntes Knacken im Kiefergelenk war. Solange damit keine andauernden Schmerzen verbunden und die Bewegungsmöglichkeiten des Kiefers nicht eingeschränkt sind, kann ein derartiges Knacken in der Regel als harmlos beziehungsweise unproblematisch angesehen werden.

Zu unterscheiden von einem Knackgeräusch ist das Reibungsgeräusch über dem Kiefergelenk; dies kann symptomatisch für eine Gelenksarthrose sein.

10.2 Ursachen und Erscheinungsformen

Treten jedoch Schmerzen über dem Gelenk auf, teilweise mit Ausstrahlung in die Schläfe, oder ist die Mundöffnung eingeschränkt, sollte dies mit Blick auf den Erhalt der Funktionsfähigkeit des Gelenks vertieft abgeklärt werden. Nicht selten sind derartige Beschwerden auf eine Verschiebung der Gelenkscheibe zurückzuführen. In verhältnismässig seltenen Fällen besteht ein kausaler Zusammenhang zwischen Kiefergelenksbeschwerden und den Metastasen eines Tumors. Bei einem solchen Krankheitsbild lagern sich Tumorzellen im Bereich des Kiefers beziehungsweise des Kiefergelenks ab. Als Tumorgrunderkrankung kommt vor allem Brust-, Prostata- oder Lungenkrebs in Frage.

10.3 Krankheitsverläufe

In einem **ersten Stadium des Krankheitsverlaufs** nehmen die Betroffenen häufig auch eine reduzierte Beweglichkeit des Kiefers wahr, wobei das Öffnen des Mundes eingeschränkt und schmerzhaft ist.

In einem **weiteren Stadium** ist es möglich, dass das eingangs erwähnte Knacken nicht mehr oder eher als Randerscheinung wahrgenommen wird. Die charakteristischen Beschwerden, namentlich die verminderte Fähigkeit zur Mundöffnung und damit verbundene Schmerzen, sind aber nach wie vor, wenn nicht sogar in verstärktem Masse, vorhanden. Bei diesem Befund ist zumeist davon auszugehen, dass sich die Gelenkscheibe vollständig verschoben hat.

10.4 Die Bedeutung der Selbsthilfe im Rahmen unterschiedlicher Therapieformen

Eine zielgerichtete Behandlung von Kiefergelenksbeschwerden setzt eine eingehende Diagnose voraus, gestützt auf eine präzise Befunderhebung. Im Rahmen der gewählten Behandlungsstrategie wird sodann der grösstmögliche Mehrwert für den Patienten angestrebt. Wann immer dies auf Grund des Krankheitsbildes als sinnvoll erscheint, wird zunächst angestrebt mit sogenannten *„konservativen Therapieformen"* (Physiotherapie, Schienentherapie, Stressabbau) eine Linderung der Beschwerden und mittelfristig eine Verbesserung des Zustands zu erreichen. Wie noch auszuführen ist, spielt die Selbsthilfe für den Heilungserfolg eine nicht zu unterschätzende Rolle.

Eine zielgerichtete Operation ist dann indiziert, wenn die erwähnten konservativen Therapiemassnahmen nicht zum erwünschten Behandlungserfolg führen oder im Hinblick darauf als zum vornherein nicht geeignet erscheinen. Dies zeigt sich insbesondere in Fällen eines bereits fortgeschrittenen Krankheitsbildes. Je nach Befund, ist eine Spülung des Kiefergelenks (Lavage) oder eine Arthroskopie (Spiegelung des Gelenks) in Kurznarkose oder eine offene Kiefergelenksoperation, mittels welcher die Gelenkscheiben wieder in die richtige Position gebracht werden, angezeigt. In fortgeschrittenen

Fällen, bei denen die Gelenkscheibe grösstenteils zerstört ist, kann sie durch körpereigenes Gewebe ersetzt werden.

Eine richtig ausgeführte und zielgerichtete Operation schafft sozusagen eine neue, positive Ausgangslage, indem da korrigierend eingegriffen wird, wo eine massgebliche Korrektur beziehungsweise Rekonstruktion aus eigener Anstrengung nicht mehr bewerkstelligt werden kann.

Aber auch ein derartiger Eingriff führt letztendlich nur dann zum Ziel, wenn er von flankierenden Massnahmen begleitet wird. Eine nicht zu unterschätzende Bedeutung spielt hier die Selbsthilfe, die Selbstwahrnehmung und die Disziplin, vor allem was die Durchführung des Heimprogramms betrifft. Hier setzt die vorliegende Publikation ein. Sie will im Alltag unterstützen. Gleichzeitig soll damit die problemrelevante Selbstwahrnehmung geschärft werden.

10.4.1 Diskusluxation

Unter einer Diskusluxation versteht man eine Verlagerung der Gelenkscheibe. Im normalen Kiefergelenk liegt die Gelenkscheibe (Diskus), bei geschlossenem Mund auf dem Kieferköpfchen. Verschiebt sich diese Knorpelscheibe nach vorne, sprechen wir von einer anterioren Gelenkscheibenverschiebung (anteriore Diskus-luxation).

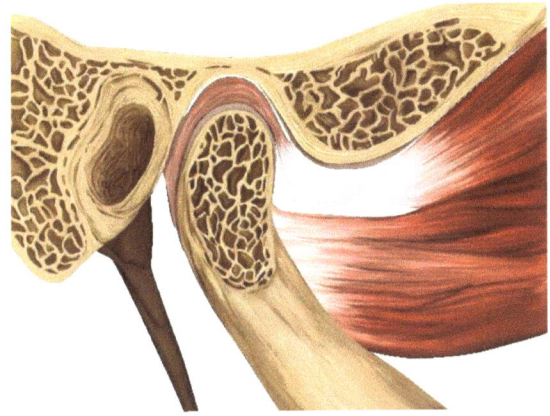

Rutscht die Gelenkscheibe während der Mundöffnung wieder zurück, sprechen wir von einer anterioren Diskusluxation **MIT** Reposition. Der Patient bemerkt dies meist durch ein Knackgeräusch während des Öffnens und meist ein leiseres Knackgeräusch während der Mundschliessbewegung.

Kann die Gelenkscheibe nicht mehr in ihre normale Position zurückspringen, d. h. bleibt sie die ganze Zeit vor dem Gelenkköpfchen, sprechen wir von einer anterioren Diskusluxation **OHNE** Reposition. Es tritt dann kein Knackgeräusch mehr auf und die Mundöffnung ist schmerzhaft eingeschränkt.

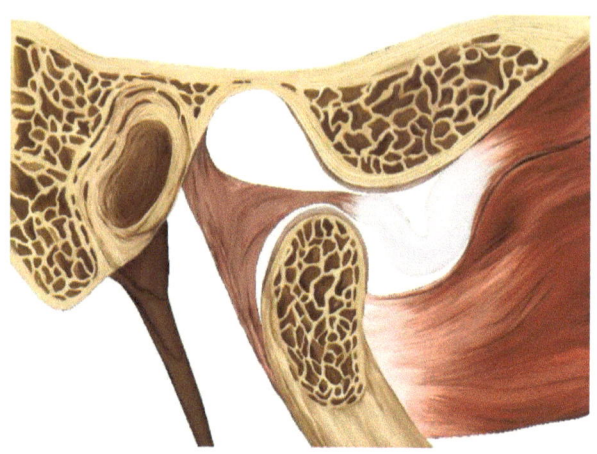

Im Rahmen der Untersuchung kann ein Knackgeräusch bei guter Mundöffnung ein Hinweis auf eine anteriore Diskusluxation **mit** Reposition sein. Eine plötzlich eingetretene schmerzhafte Einschränkung der Mundöffnung ohne Knackgeräusch, sowie eine tastbare fehlende Vorwärtsbewegung/Translation des Gelenkköpfchens können auf eine vorausgegangene (anteriore) Diskusluxation **ohne** Reposition hindeuten. Häufig ist ein Seitwärtsschieben (Laterotrusion) zur gesunden Seite ebenfalls schmerzhaft eingeschränkt.

Es gibt inzwischen eine Reihe von ätiologischen Faktoren, die für eine Entstehung einer Diskusluxation bzw. Gelenkscheibenverschiebung in Frage kommen. Frauen scheinen häufiger betroffen zu sein; ein Grund dafür könnte die Hormon-/Östrogenwirkung auf die Bänder sein. Die sog. Parafunktionen (Zähnepressen und Zähneknirschen) scheinen durch sogenannte Mikrotraumata/Schädigungen auf die Gelenkscheibenposition Einfluss zu nehmen. Jedoch auch Faktoren, wie Kondylusmorphologie/Oberflächenbeschaffenheit des Gelenkköpfchens, Diskusmorphologie/Beschaffenheit der Gelenkscheiben und die Beziehung zwischen Kondylus/Gelenkköpfchen und Foss/Gelenkpfanne scheinen als ätiologische Faktoren in Betracht zu kommen.

10.4.2 Arthrose

Unter einer Arthrose versteht man eine Verschleisserkrankung (degenerative Erkrankung) des betroffenen Gelenks. Häufige klinische Zeichen bei einer Kiefergelenksarthrose sind Reib- oder Knirschgeräusche, begleitet von einem eingeschränkten Bewegungsradius des Gelenkes. Schmerzen treten besonders beim Beissen oder Gähnen auf.

Die Therapie der Arthrose kann sehr unterschiedlich sein. Sie reicht von Physiotherapie bis hin zur offenen Gelenkchirurgie. Die Therapie muss sich nach der Beschwerdesymptomatik des Patienten richten, da es einige Beispiele gibt, bei denen sich radiologisch eine schwere Arthroseform darstellt, der Patient jedoch nahezu beschwerdefrei ist.

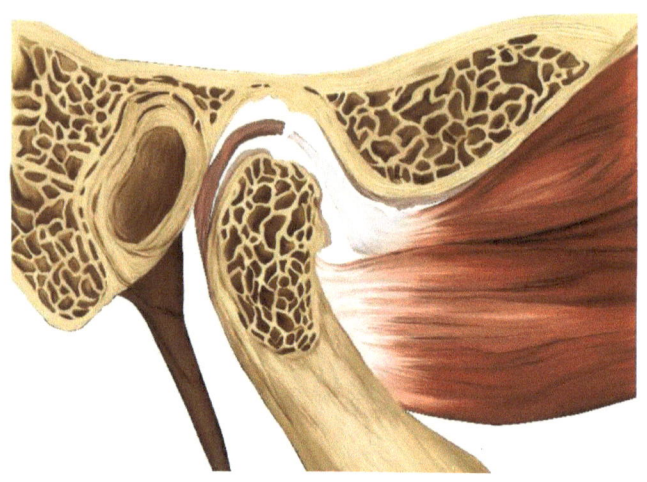

10.4.3 Ankylose

Bei der Ankylose des Kiefergelenkes kommt es zu einer knöchernen oder fibrösen/narbigen Verbindung zwischen Gelenkköpfchen und Gelenkpfanne. Eine langsam auftretende deutliche Einschränkung der Mundöffnung ist das Hauptsymptom. Ursachen können rezidivierende Entzündungen oder ein Trauma wie z. B. ein Bruch im Kiefergelenkköpfchen sein.

10.4.4 Erkrankungen des Kiefergelenkes bei systemischen Erkrankungen

Bei verschiedenen Systemerkrankungen wie zum Beispiel Psoriasis, Polyarthritis, systemischer Lupus oder Lyme-Borreliose kann es zu einer Mitbeteiligung des Kiefergelenkes kommen.

10.4.5 Chondromatose

Bei der Chondromatose kommt es zur Bildung von teilweise freien Gelenkkörperchen, die durch ein Knirschen im Kiefergelenk, sowie eingeschränkter Mundöffnung, teilweise mit Schwellung vor dem Ohr begleitet werden. Die Therapie richtet sich vor allem nach dem Stadium der Erkrankung, die freien Gelenkkörper sollten jedoch entfernt werden.

10.4.6 Tumore und Metastasen im Kiefergelenk

Bösartige Tumore im Kiefergelenk sind sehr selten. Metastasen bzw. Ableger eines anderen bösartigen Tumors können sich auch im Kiefergelenk bilden. Am häufigsten ist der Ursprungstumor (primäre Tumorlokalisation) bei

Brustkrebs, gefolgt von Lungen- und Prostatakrebs zu finden. Diese Metastasen sind sehr selten. Es ist jedoch sehr wichtig, dass sie frühzeitig erkannt und behandelt werden.

10.4.7 Wachstumsstörungen des Kiefergelenks

Wachstumsstörungen im Kiefergelenk können zu Beschwerden im Kiefergelenk und zu erheblichen Bissstörungen und Unterkieferasymmetrien führen. Hierbei muss

- das Wachstum zunächst kontrolliert therapiert,
- die Asymmetrie später korrigiert und damit
- die Bissstörung beseitigt werden.

MASSAGE-SET

Die verschiedenen Massagehilfsmittel wurden speziell nach Härtegrad für die Übungen ausgewählt. Wir empfehlen die Massagehilfsmittel einzeln für ausgewählte Übungen oder im Set:

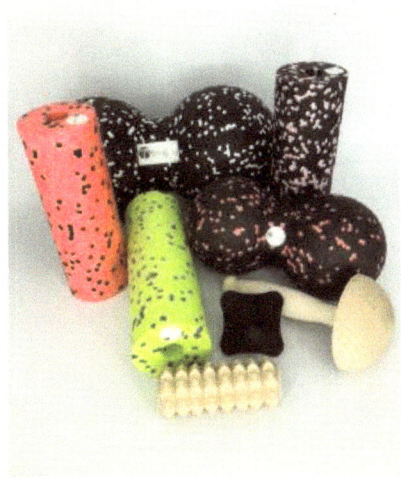

- ❖ Grosse Faszienhantel
- ❖ Kleine Faszienhantel
- ❖ Kleine Faszienrolle
- ❖ 6-Eck-Ball
- ❖ Holz-Massagerolle
- ❖ Holz-Massagepilz

Die Massagehilfsmittel können im Kiefergelenk-
Zentrum-Shop bestellt werden:

www.kiefergelenk-zentrum.ch

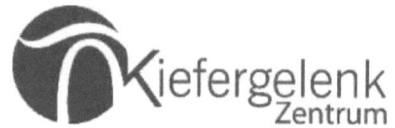

Notizen

Notizen